AF894528

DRITTER JAHRESBERICHT

ÜBER DEN

ÖFFENTLICHEN

GESUNDHEITSZUSTAND

UND DIE VERWALTUNG

DER

ÖFFENTLICHEN GESUNDHEITSPFLEGE

IN BREMEN IM JAHRE 1874.

HERAUSGEGEBEN VOM GESUNDHEITSRATHE.

REFERENT DR. E. LORENT.

MIT EINER LITHOGRAPHIRTEN TAFEL.

LEIPZIG.

VERLAG VON VEIT & COMP.

1876.

Der Gesundheitsrath beehrt sich, in Gemässheit der Vorschrift der Medicinalordnung, über den öffentlichen Gesundheitszustand und die Verwaltung der öffentlichen Gesundheitspflege den dritten Jahresbericht für 1874 zu übergeben.

Der vorliegende Jahresbericht bekundet auch in dem abgelaufenen Berichtsjahre Fortschritte im Medicinalwesen und in der öffentlichen Gesundheitspflege. Der Ordnung, welche in einzelnen Zweigen des Medicinalwesens durch die Reichsgesetzgebung für das Deutsche Gebiet gegeben ist, verdankt auch das Bremische Staatsgebiet wesentliche Förderung. Aber auch die öffentliche Gesundheitspflege unseres Bezirkes hat nicht unbedeutende Erfolge zu verzeichnen, welche theils Anregungen zu gesundheitlichen Verbesserungen, theils Veranlassungen zu Regulativen und gesundheitspolizeilichen Verordnungen gegeben haben. Manche Zweige der Gesundheitspolizei lassen nur Anfänge erkennen, in anderen sind die zu empfehlenden Maassregeln noch nicht durch gesetzliche Normen befestigt. Die Gesundheitspflege geht aber, darauf ist sicher zu vertrauen, einer entschiedenen Entwicklung entgegen. Die nachfolgenden Mittheilungen bezeichnen die Bestrebungen zur Erreichung des vorschwebenden Zieles.

A. Die Thätigkeit der Organe der Medicinalverwaltung.

1) Die Sanitätsbehörde.

Die Sanitätsbehörde hat im Jahre 1874 in ihrer Zusammensetzung keine Veränderung erfahren. Dieselbe ist im Laufe des Jahres in acht ordentlichen Versammlungen zusammen gekommen, an deren sechs der Polizeiarzt Dr. W. O. Focke Theil genommen hat. Die Thätigkeit der Behörde erstreckte sich hauptsächlich auf folgende Gegenstände, über welche in den Versammlungen wiederholt Berathungen, bezw. Berichterstattungen von Commissionen stattfanden, als:

1) über die Förderung des Canalisationsplanes. Zu diesem Zwecke waren Vorarbeiten zu erledigen, vor allen die Entscheidung über den Verbleib, bezw. die Nutzbarmachung der Spüljauche nach deren Abführung aus der Stadt. Die Möglichkeit einer projectirten Berieselung der niedrig gelegenen Flächen des Landgebietes, insbesondere des Blocklandes, mit der Spüljauche, setzt eine genaue Kenntniss der Bodenbeschaffenheit des Bremischen Staatsgebietes voraus. Die Sanitätsbehörde beschloss daher, nach dem Programm von Dr. W. O. Focke und unter Leitung desselben Untersuchungen über die Bodenbeschaffenheit anzustellen, welche den Preussischen Untersuchungen des Nordwestdeutschen Flachlandes sich anzuschliessen bestimmt sind. Diese Untersuchungen führten zu einer Terrain-Karte des Bremischen Gebietes für die landwirthschaftliche Ausstellung von Dr. W. O. Focke, sowie zu einem ausführlichen Berichte von demselben über die Bodenbeschaffenheit des Blocklandes und dessen Verwendung zur Ausnutzung des städtischen Canalwassers. Zu gleichem Zwecke sind verschiedene Gutachten auswärtiger Techniker eingefordert, durch welche zusammen ein gründliches Material für die demnächstige Lösung der Frage gegeben ist,

2) über die Anlage eines öffentlichen Schlachthauses. Wiederholte Erfahrungen drängen immer wieder mit Entschiedenheit auf eine schärfere Controle des Fleischverkaufes privater Schlächtereien, eine Controle, die nur in einem öffentlichen Schlachthause rationell durchführbar ist. Allseitige Erwägungen der betreffenden Verhältnisse führten auch in der Sanitätsbehörde zu der Ueberzeugung, dass die sanitarische Wirksamkeit und der Bestand des Schlachthauses nur dann von Erfolg sein werde, wenn der von der Wissenschaft geforderte und nur aus gesundheitlichen Motiven verlangte, aber nach der Erfahrung auch durch Gewerbsinteressen unterstützte Schlachthauszwang eingeführt wird. Ein motivirter Bericht der Sanitätsbehörde hat denn auch einen Beschluss von Senat und Bürgerschaft herbeigeführt, durch welchen die Nothwendigkeit der Einführung des Schlachthauszwangs vorläufig anerkannt und die Vorbereitung von Entwürfen zur Errichtung eines Schlachthauses eingeleitet ist.

3) über die Errichtung einer öffentlichen Badeanstalt,

4) über die neue Abdeckerei und über die für deren Betrieb erforderlichen Verordnungen,

5) über die Beschaffenheit, insbesondere über die üblen Ausdünstungen des Stadtgrabens während der Sommermonate,

6) über die Anstellung eines Chemikers für eine landwirthschaftliche Versuchsstation in Bezug auf dabei sich ergebende gesundheitliche Interessen,

7) über die Feuerbestattuug in Bezug auf ihre practische Ausführbarkeit,

8) über die neue Organisation des Impfwesens,

9) über die Anstalten zur Erforschung der vielfältigen Einflüsse, welche auf die allgemeinen Gesundheitsverhältnisse einwirken. Die von der Sanitätsbehörde theils in's Leben gerufenen, theils von anderweit übernommenen Anstalten zu wissenschaftlichen Untersuchungen haben ihren regelmässigen Fortgang gehabt. Als solche sind zu nennen:

a) die Thätigkeit des chemischen Laboratoriums in der Untersuchung des Trinkwassers, der Lebensmittel und anderer gesundheitlich einflussreicher Gegenstände,

b) die metereologische Station im Krankenhause, deren Beobachtungen täglich und monatlich veröffentlicht und in dem Jahrbuche für die Statistik des Bremischen Staates bearbeitet werden (cf. Anhang),

c) die Untersuchung des Grundwasserstandes. Dieselbe wurde im Jahre 1874 von der Sanitätsbehörde übernommen und unter Aufsicht einer Commission derselben fortgeführt. Die Beobachtungsstationen wurden durch zwei Pegel vermehrt. Die Ergebnisse der Beobachtungen sind in dem Jahrbuche für die Bremische Statistik zusammengestellt (cf. Anhang).

d) die Untersuchung der geognostischen Verhältnisse und der Bodenbeschaffenheit des Bremischen Gebietes durch Dr. W. O. Focke (cf. Anhang.)

2) Die Medicinal-Commission.

Die Medicinal-Commission hat mit dem Gesundheitsrathe theils in Conferenzen, theils in schriftlichen Aeusserungen ausser einer Reihe disciplinarischer und sonstiger Verfügungen in Specialfällen folgende Gegenstände berathen, bezw. erledigt:

1) die Revision der Medicinalordnung,
2) die Anstellung neuer Impfärzte,
3) den Entwurf eines Gesetzes vom Reichskanzleramte, betreffend die Einführung des Impfungs- und Wiederimpfungszwanges,
4) die Einrichtung der öffentlichen Impfungen im Jahre 1874,
5) das Reichsimpfgesetz in Bezug auf Aenderung der Bremischen Medicinalordnung,
6) die Impfungen auf Seeschiffen,
7) die Verhütung der Ueberführung von Leichen an ansteckenden Krankheiten Verstorbener aus den Krankenanstalten in Privathäuser,
8) die Lister'schen Verbandmittel in Krankenanstalten,
9) der Entwurf einer Wahlordnung zur Wahl eines Mitgliedes des Gesundheitsraths,
10) der Bericht der internationalen Sanitäts-Commission zu Wien,
11) das Verfahren bei Prüfung ärztlicher Gehülfen,
12) der Bericht des General-Consuls zu Tunis über eine pestartige in Arabien herrschende Epidemie,
13) die vom Reichskanzleramte eingesandten Zusätze zu dem Reichsgesetze, betreffend die Prüfung der Aerzte und Thierärzte,
14) die Modalitäten, unter welchen das neue Reichsimpfgesetz einzuführen sei.

Ausserdem hat die Medicinal-Commission in Begleitung des Gesundheitsraths folgende Anstalten einer sanitarischen Visitation unterzogen:

1) die Heilanstalt für Nerven- und Geisteskranke von Dr. H. Engelken in Rockwinkel am 2. Juli,
2) die Klinik für Augenkranke von Dr. Strube am 31. Juli,
3) das neue Hauptschulgebäude am 17. October,
4) die Krankenanstalt am 29. October.

3) Der Gesundheitsrath.

Der Gesundheitsrath hat im Jahre 1874 in 12 ordentlichen Versammlungen ausser der Begutachtung mannigfacher Einzelfälle folgende Gegenstände von allgemeinem Interesse geprüft und berathen, und dieselben durch Gutachten oder Berichterstattung erledigt:

1) die Anlage eines Schlachthauses,

2) die Prüfung der Modelle der Subsellien der Hauptschule,
3) die Einrichtung der Abdeckerei,
4) die Beleuchtung der Classenzimmer der Hauptschule durch Gas,
5) die Maassregeln der öffentlichen Gesundheitspflege auf der internationalen landwirthschaftlichen Ausstellung,
6) den Vorschlag einer Einführung von zehntägigen Morbilitäts- und Mortalitäts-Berichten an die Stelle der wöchentlichen Berichte,
7) die Uebertragung von Diphtheritis durch die Leiche eines im Kinderkrankenhause daran verstorbenen Kindes und das darauf bezügliche Regulativ über den Transport von Leichen, bezw. an ansteckenden Krankheiten Verstorbenen aus dem Sterbehause in andere Häuser,
8) die Trichinen-Epidemie in Hastedt,
9) die Anstellung eines ärztlichen Gehülfen in Bremerhaven,
10) die Instruction für Fleischbeschauer,
11) die Vorschläge zur Regelung des Impfwesens,
12) die Regelung der Irrrenhausverhältnisse,
13) die Beschaffenheit des Stadtgrabens.

Vom Gesundheitsrathe wurden ferner das St. Joseph's Stift und zum zweiten Male die Krankenanstalt revidirt, 4 Apotheken der Visitation unterzogen, verschiedene Prüfungen angestellt von 2 Apothekerlehrlingen zu Gehülfen, 4 Hebammen, 2 Sanitätsgehülfen, 3 Fleischbeschauern.

4) Die Polizeiärzte.

Die Polizeiärzte zu Bremen, Bremerhaven und Vegesack sind als technische Hülfsbeamten der Medicinalämter daselbst in den medicinalpolizeilichen Fällen, namentlich auch bei Untersuchung prostituirter Frauenzimmer thätig gewesen und haben über den herrschenden Gesundheitszustand die regelmässigen Quartalberichte eingereicht.

5) Gesetzliche Bestimmungen.

Im Jahre 1874 sind zur Förderung der öffentlichen Gesundheitspflege mehrere für unser Gemeinwesen wichtige Verordnungen vom Senate, bezw. vom Medicinalamte erlassen worden, als:

1) am 12. Juni Verordnung, das Verfahren rücksichtlich kranker und gefallener Thiere betreffend,
2) am 29. Juni Bekanntmachung des Medicinalamtes, die Abdeckerei betreffend,

3) vom 29. October Bekanntmachung des Medicinalamtes, betreffend Einführung der Fleischschau in Hastedt und am Buntenthorssteinwege,
4) am 2. November Bekanntmachung des Medicinalamtes, den Verkauf von Schweinefleisch auf öffentlichem Markt betreffend, welche nur das Feilhalten und den Verkauf von nachweislich von einem amtlich bestellten Fleischbeschauer untersuchten und von Trichinen frei befundenem Fleisch gestattet.

B. Das öffentliche Gesundheitswesen.

I. Die öffentlichen Gesundheitszustände.

1) Die Sterblichkeit und die Krankheitsverhältnisse im Allgemeinen.

Die Bevölkerungszahl der Stadt Bremen und deren Gebiet zu Ende des Jahres 1874 ist, unter Zugrundelegung der bisherigen Zunahme durch Zuzug bei der Berechnung, nach dem Jahrbuche der amtlichen Statistik für den Bremischen Staat für 1874, welchem die nachtehenden statistischen Angaben sämmtlich entnommen sind, anzunehmen für

Bremen	91,168	Einwohner,
Vegesack	3,845	„
Bremerhaven	12,906	„
das Gebiet am rechten Weserufer	15,547	„
„ „ „ linken „	12,023	„
den Bremischen Staat	135,489	Einwohner.

Die Bewegung der Bevölkerung, soweit Geburten und Sterbefälle auf dieselbe bestimmend einwirken, ergiebt für die einzelnen Gebietstheile im Jahre 1874:

	Bremen.	Vegesack.	Bremerhaven.	Gebiet am rechten Weserufer.	Gebiet am linken Weserufer.	Brem. Staat
Geburten	3,784	113	514	796	725	5,932
Sterbefälle	2,260	73	222	432	464	3,451
Auf 100 Geburten waren Sterbefälle	59,7%	64,6%	43,1%	54,2%	64,0%	58,1%
Todtgeborene . . .	4,36 „	2,65 „	3,70 „	4,02 „	3,03 „	4,06 „
unehel. Geburten .	5,31 „	2,65 „	4,67 „	5,53 „	5,79 „	5,29 „

Die Zahl der Todtgeborenen ist fast durchgehends grösser gewesen, als der Durchschnitt der letzten drei Jahre. Die Zahl der Todtgeborenen betrug in den Jahren 1866 bis 1870 in der Stadt Bremen und im Staat durchschnittlich 3,73 % der Geburten, in den Jahren 1871 bis 1874 in der Stadt 3,93 %, im Staat 3,85 %; das Jahr 1874 zeigte eine Steigerung auf 4,36 % in der Stadt und 4,06 % im Staat. Unter den Todtgeborenen überwiegt das männliche Geschlecht (auf 58,92 männliche waren 41,08 % weibliche Todtgeborene, von sämmtlichen männlichen Geburten im Staate waren 4,65 % todtgeboren, von sämmtlichen weiblichen 3,44 %). Die Zahl der Todtgeborenen betrug in Bremen von den gesammten Sterbefällen 1874 7,30 % (1873 5,59 %, 1872 5,16 %), im Bremischen Staate 6,98 % (1873 5,60 %, 1872 5,12 %). Unter den ehelichen Geburten kamen in der Stadt Bremen 1874 4,11 %, im Staat 4,00 % Todtgeburten vor.

Die Zahl der unehelichen Geburten war im Jahre 1874 geringer als in den Jahren 1865 bis 1874; sie betrug in diesem Jahre durchschnittlich unter 100 Geburten:

In Bremen	Vegesack	Bremerhaven	Gebiet am rechten Weserufer.	Gebiet am linken Weserufer.	Im Brem. Staate
6,68 %.	2,93 %.	3,25 %	5,86 %.	5,88 %	6,11 %.

Im Jahre 1874 kamen auf 1000 Lebende

	In Bremen	Vegesack	Bremerhaven	Gebiet am rechten Weserufer	Gebiet am linken Weserufer	im Brem. Staate
Geburten	41,51.	29,39.	39,83.	51,20	60,50.	43,78.

Die Geburtsziffer ist in der Stadt Bremen uud im Landgebiete niemals so hoch gewesen, aber in Vegesack und Bremerhaven gegen das Vorjahr etwas herabgegangen. Ein zehnjähriger Durchschnitt von 1865 bis 1874 ergiebt auf 1000 Einwohner:

	In Bremen	Vegesack	Bremerhaven	Gebiet am rechten Weserufer	Gebiet am linken Weserufer	im Staate
Geburten. .	37,10.	29,10.	39,14.	43,16.	44,70	38,40.

Diese durchsnittliche Geburtsziffer wird im Vorjahre in allen unseren staatlichen Gebieten überschritten. Mit der Zunahme der Geburten, zumal der unehelichen Geburten, steht die Kindersterblichkeit in nächster Beziehung. Die unehelichen Geburten haben nur im Gebiete etwas zugenommen, aber nicht relativ zur Gesammtzahl der Geburten. Neben dem Zuzuge ist der höheren Geburtsziffer, ungeachtet der höheren Mortalität im Kindesalter, ein günstiger Einfluss auf den Wachsthum der Bevölkerung zuzuschreiben. Ueberall, wo das kindliche Alter durch zahlreiche Geburten vorwiegt, wird die Kindersterblichkeit und damit die allgemeine Mortalitätsziffer unfehlbar grösser werden. Folgende Zusammenstellung zeigt das Verhältniss der Todesfälle in den verschiedenen Altersclassen auf je 1000 Einwohner zu den Geburten, ebenfalls auf je 1000 Einwohner, im Jahre 1874:

	Geburtszahl auf 1000 Einw.	Sterbefälle auf je 1000 Einwohner im Alter bis 1 J.	v. 1—5	v. 5—15	v. 15—30	v. 30—50	über 50 J.
In Bremen.	41,51	7,86	3,51	1,26	1,96	3,25	5,60
„ Vegesack	29,39	2,81	1,27	1,27	2,30	3,06	7,15
„ Bremerhaven. .	39,83	5,01	2,14	0,35	1,30	3,20	3,28
am rechten Weserufer	51,20	9,89	3,07	1,25	2,38	3,00	5,44
„ linken Weserufer	60,30	10.59	9,07	3,13	2,48	4,13	5,86
im Staate.	43,78	7,26	3,77	1,36	2,00	3,30	5,33

Es geht hieraus hervor, dass die Zahl der im Kindesalter bis zum fünften Lebensjahre Gestorbenen durchschnittlich der Zahl der nach vollendetem fünften Jahre Gestorbenen fast gleich kommt und mit der Zahl der Geburten zunimmt.

Bei Vergleichung der Mortalitätsziffer verschiedener Städte darf darum die Geburtsziffer nicht unberücksichtigt bleiben. Städten, wie Bremen, welche eine Geburtsziffer von fast 42 ‰ haben, wird auch unter gleichen Erkrankungsverhältnissen eine höhere Mortalitätsziffer nicht fehlen und will man aus der Mortalitätsziffer allein einen Schluss auf die gesundheitlichen Zustände machen, so kann man leicht irren. Frankfurt hatte 1873 eine Geburtsziffer von 27,7 und eine Mortalitätsziffer von 19,8 (excl. Todtgeborener), Bremen dagegen zeigte in demselben Jahre eine Geburtsziffer von 39,1 und eine Mortalitätsziffer von 21,7 (excl. Todtgeborener). Und wie diese zwei Städte verhalten sich die einzelnen Theile unseres Staatsgebiets. Vegesack mit der niedrigsten Geburtsziffer hatte im Jahre 1874 die kleinste Mortalität, das Gebiet am linken Weserufer mit der höchsten Geburtsziffer zeigte die höchste Mortalität.*)

Nach einem zehnjährigen Durchschnitt von 1865 bis 1874 berechnet sich die Mortalität Bremens und seines Gebietes einschliesslich der Todtgeborenen auf 1000 Einwohner:

---

*) Bei der hohen Geburtsziffer von 60,30 im Gebiete am linken Weserufer ist wahrscheinlich die Zunahme der Bevölkerung grösser, als man zu berechnen im Stande ist.

in Bremen	25,01,	im Jahre 1874	24,19
„ Vegesack	19,01,	„ „ „	18,63
„ Bremerhaven	19,96,	„ „ „	16,91
im Gebiet am rechten Weserufer	29.67,	„ „ „	27,04
„ „ „ linken „	28,63,	„ „ „	37,16
„ Staate überhaupt	25,28,	„ „ „	24,84

Ausschliesslich der Todtgeborenen war die Mortalität im Jahre 1874

in Bremen *)	22,46 ‰	(1873: 21,741 ‰, 1872: 24,791 ‰)
„ Vegesack	17,88 „	
„ Bremerhaven . . .	15,49 „	
im Gebiet am rechten Weserufer	25,04 „	
„ Gebiete am linken Weserufer	35,46 „	
„ Staate überhaupt .	23,14 „	

Gegen das Jahr 1873 hat im Jahre 1874 die Gesammtsterblichkeit in Bremen etwas zugenommen, ebenso in Vegesack, im Gebiete am linken Weserufer und im Staate überhaupt, hat dagegen abgenommen in Bremerhaven und im Gebiete am rechten Weserufer.

Incl. der Todtgeborenen war die Mortalität in Bremischen Gebietstheilen

	in Bremen	Vegesack	Bremerhaven	Gebiet am rechten Weserufer	Gebiet am linken Weserufer	im Staate
1871	25,72 ‰	22,41 ‰	22,16 ‰	29,95 ‰	27,47 ‰	25,96 ‰
1872	26,09 „	21,99 „	21,37 „	33,93 „	29,25 „	26,75 „
1873	23,00 „	15,37 „	19,96 „	30,36 „	29,50 „	23,93 „
1874	24,19 „	18,63 „	16,19 „	27,04 „	37,16 „	24,84 „

---

*) Mortalität der Stadt Hannover im Jahre 1874 war excl. Todtgeb. 23,29 ‰. Hannover und Linden 25,9 ‰, (cf. Verhandlungen und Mittheilungen des Vereins für öffentliche Gesundheitspflege in Hannover. 1. Heft, 1875.) Halberstadt hatte 1874 27,1 ‰ und Frankfurt 19,6 ‰.

Vergleicht man die Mortalität der Städte nach den jugendlichen und nach den späteren Altersclassen, so fallen i. J. 1874 in

Bremen (Mortal. incl. Todtgeb.	24,19 ‰)	a. d. Alter	unter 15 J. 13,7 ‰	d. Bevölkg.
		„ „ „	über 15 J. 11,12 „	„ „
Hannover „ „ „	24,84 „	„ „ „	unter 14 J. 14,78 „	„ „
		„ „ „	über 14 J. 10,06 „	„ „
Halberstadt „ „ „	28,6 „	„ „ „	unter 15 J. 15,6 „	„ „
		„ „ „	über 15 J. 13,0 „	„ „
Frankfurt „ „ „	20,6 „	„ „ „	unter 15 J. 7,92 „	„ „
		„ „ „	über 15 J. 12,68 „	„ „

In den Jahren 1866 bis 1873 betrugen die Sterbefälle einschliesslich der Todtgeburten

	I. Quartal	II. Quartal	III. Quartal	IV. Quartal
im Bremischen Staate	822	766	738	738
in der Stadt Bremen	543	513	499	494
im Jahre 1874				
im Bremischen Staate	841	812	796	1002
in der Stadt Bremen	589	518	505	648

In Bremen war der monatliche Durchschnitt der Sterbefälle im Jahre 1874 188,3, dieser wurde im März und in den drei letzten Monaten des Jahres überschritten (März 237, October 204, November 190, December 254). Die tägliche Durchschnittszahl betrug 6,16 Sterbefälle.

Der Antheil der Altersclassen an der Gesammtsterblichkeit war in den einzelnen Theilen des Staatsgebiets:

		Todtgeborene	bis zu 1 Jahre	Gestorben im Alter über 1 bis 5 J.	5 bis 15 J.	15 bis 30 J.	30 bis 50 J.	50 Jahre	Zusammen ohne Todtgeborene
In Bremen	1872	118	570	396	129	243	343	485	2166
	1873	116	516	250	95	200	355	543	1959
	1874	165	640	328	118	183	303	523	2095
„ Vegesack	1872	2	23	10	8	5	8	30	84
	1873	2	12	6	6	2	8	24	58
	1874	3	11	5	5	9	12	28	70
„ Bremerhaven	1872	17	59	34	14	27	63	35	232
	1873	11	86	38	11	18	39	44	236
	1874	19	66	28	7	17	42	43	203
im Gebiet am rechten Weserufer	1872	33	151	125	38	33	47	92	486
	1873	31	133	60	30	34	51	134	442
	1874	32	158	49	20	38	48	87	400
„ Gebiet am linken Weserufer	1872	18	81	59	26	41	44	70	321
	1873	20	109	61	23	26	39	76	334
	1874	22	132	113	39	31	54	73	442
„ Staate	1872	188	884	624	215	349	505	712	3289
	1873	180	856	415	165	280	492	821	3029
	1874	241	1007	523	189	278	459	754	3210

Die Zahl der Sterbefälle der Kinder bis zum 15. Jahre betrug im Jahre 1874 in Bremen einschliesslich der Todtgeborenen 1251 oder 55,3 %, ausschliesslich der Todtgeborenen 1086 oder 51,9 %; die Sterbefälle der Erwachsenen 1009. Die Sterblichkeit der Kinder unter einem Jahre war 1874 grösser, als in den beiden vorhergehenden Jahren. Die vergleichende Uebersicht der Verhältnisszahlen der Sterbefälle, ausschliesslich der Todtgeborenen in den Jahren 1872—1874, zeigt für Bremen, sowie für den Staat die bedeutende Differenz des letzteren Jahres:

Von 100 Gestorbenen waren im Alter

in Bremen	bis 1 J.	1 bis 5 J.	5 bis 15 J.	15 bis 30 J.	30 bis 50 J.	über 50 J.
1872:	26,32	18,28	5,95	11,22	15,84	22,39
1873:	26,34	12,76	4,85	10,21	18,12	27,72
1874:	30,55	15,66	5,63	8,73	14,46	24,97
im Staate						
1872:	26,88	18,97	6,54	10,61	15,35	21,65
1873:	28,26	13,70	5,45	9,24	16,24	27,11
1874:	31,37	16,29	5,89	8,66	14,30	23,49

Diese Vergleichung scheint für die Jahre mit grösserer Kindersterblichkeit bis zum 15. Lebensjahre, eine relative Abnahme der Sterblichkeit im kräftigen Lebensalter zu ergeben, die wieder sich relativ erhöht in den Jahren, in welchen die Kindersterblichkeit gering ist. Es betrug die Zahl der Gestorbenen in Bremen in den Jahren

	unter 15 J.	über 15 J.	
1872:	50,55 %	49,45 %	von allen Gestorbenen,
1873:	43,95 „	56,05 „	„ „ „
1874:	51,84 „	48,16 „	„ „ „

Die Zahl der Sterbefälle bis zu einem Jahre war 1874 von der Zahl der lebend gebornen Kinder in Bremen 17,68 %, Vegesack 10,00 %, Bremerhaven 13,33 %, im Gebiet am rechten Weserufer 19,37 %, am linken Weserufer 18,76 % und im Staate 17,69 %.

Die höhere Geburtsziffer, welche die grössere Kindersterblichkeit bedingt, ersetzt dieselbe wieder. Die grösste Sterblichkeit der Kinder unter einem Jahre war in Bremen im October 11,56 % der Gesammtsterblichkeit dieser Altersklasse, in dem Alter zwischen 1 und 5 Jahren im December 21,95 % der gesammten Sterblichkeit dieser Altersklasse. Die grösste Sterblichkeit im IV. Quartale, die nicht die Regel abgiebt, ist vorzugsweise den herrschenden Epidemien unter den jugendlichen Altersklassen und deren Folgekrankheiten zuzuschreiben. Bis zum 15. Lebensjahre kamen die meisten Sterbefälle im IV. Quartale vor, im höheren Lebensalter über 15 Jahre im I. und II. Quartale. Die höchste Sterblichkeit, über 50 Jahre zeigte sich in dem Monate März 11,95 der gesammten Sterbefälle über 50 Jahre. Die monatliche Durchschnittszahl der Sterbefälle, einschliesslich der Todtgeburten, war bis zum 15. Jahre 104, über dieses Alter 84.

Die Höhe der Kindersterblichkeit unter einem Jahre auf einzelne Stadttheile zu verfolgen und auf die daselbst lebend geborenen Kinder zu beziehen, darüber liegt noch kein Material vor. Im Allgemeinen kann man annehmen, dass sociale Zustände, der Grad des Wohlstandes, die Oertlichkeit der Wohnung, ihren Einfluss auf die Lebensdauer des Kindes nicht verläugnen und als Bedingungen für die Art der Ernährung und der Lebensweise des Kindes ursächlich wirken werden.

Sonach ist die vermehrte Sterblichkeit der Stadt Bremen im Jahre 1874 einzig und allein der grösseren Kindersterblichkeit zuzuschreiben. Die Todtgeburten, zumal die Sterbefälle bis zum ersten Lebensjahre, aber auch in den Altersklassen bis zum 15. Lebensjahre, zeigten eine Zunahme, die höheren Altersklassen dagegen eine Abnahme der Sterblichkeit. Die Berechnung der Sterbefälle der Kinder unter 5 Jahren auf die Zahl der lebend geborenen Kinder constatirt eine Steigerung der Mortalität gegen das Vorjahr. 1872 waren die Sterbefälle der Kinder unter 5 Jahren 31,19 % der Zahl der lebend geborenen Kinder, 1873: 22,98 %, 1874: 26,74 %.

In den übrigen Gebietstheilen gestalteten sich die Verhältnisse folgendermaassen: in Vegesack zeigten sich die Sterbefälle in dem kindlichen Alter von dem Vorjahre wenig verschieden, waren dagegen in den höheren Altersklassen grösser als im Vorjahre; in Bremerhaven sind die Sterbefälle bis zum 15. Lebensjahre geringer gewesen und in den höheren Altersklassen sich gleich geblieben (das günstigste Verhältniss); ähnlich sind im Gebiete am rechten Weserufer die Sterbefälle bis zum 15. Lebensjahre unbedeutend gestiegen, dagegen im höheren Alter geringer gewesen. Im Gebiete am linken Weserufer zeigte sich nicht allein eine bedeutend höhere Sterblichkeit im ersten Lebensjahre und in dem Alter von 1 bis 5 Jahren, sondern auch eine geringe Zunahme in deu höheren Altersklassen (das ungünstigste Verhältniss).

Die Todesursachen der Sterbefälle in den letzten 3 Jahren kann die nachstehende Tabelle veranschaulichen:

Von den Gestorbenen, ausschliesslich der Todtgeborenen in den Jahren 1872 bis 1874, starben an

		in Bremen	in Vegesack	in Bremerhaven	im Gebiet am recht. Weserufer	im Gebiet am link. Weserufer	im Staate
Masern und Scharlach	1872	195	2	3	79	23	302
	1873	40	—	4	7	9	60
	1874	127	1	9	17	61	215
Pocken	1872	22	1	19	—	2	44
	1873	3	—	—	—	—	3
	1874	1	—	—	—	1	2
Diphtheritis	1872	37	4	1	1	5	48
	1873	19	—	1	12	2	34
	1874	27	2	3	1	7	40
Unterleibstyphus	1872	51	1	18	4	13	87
	1873	26	2	10	6	11	55
	1874	15	2	5	4	5	31
and. Infectionskrankheiten	1872	80	2	6	7	10	105
	1873	72	1	7	8	3	91
	1874	62	3	10	6	5	86
Infectionskrankheiten überhpt.	1872	385	10	47	91	53	586
	1873	160	3	32	33	25	243
	1874	232	8	27	28	79	374
Gewaltsame Todesarten	1872	67	—	7	13	9	90
	1873	58	1	9	16	7	91
	1874	60	2	5	13	12	92
Lebensschwäche, Bildungsfehler, Atrophie, Scropheln u. dergl.	1872	140	7	17	33	23	220
	1873	140	6	30	37	33	245
	1874	189	9	25	44	44	311
Alterschwäche, Erschöpfung	1872	104	11	9	36	8	168
	1873	126	9	11	35	24	205
	1874	119	8	8	32	21	188
andere Störungen der Entwickelung und Ernährung	1872	65	3	6	8	13	95
	1873	80	2	8	24	10	124
	1874	65	9	3	10	10	97
Lungenschwindsucht	1872	392	9	27	60	56	544
	1873	402	10	33	71	53	569
	1874	364	12	32	49	64	521
andere Krankheiten der Athmungsorgane	1872	301	16	36	83	66	502
	1873	306	6	35	74	61	482
	1874	342	8	22	75	81	528
Durchfall, Brechdurchfall	1872	115	3	9	9	11	147
	1873	92	1	18	17	30	158
	1874	106	—	6	10	31	153
and. organische Krankheiten	1872	579	25	73	146	81	904
	1873	575	20	67	136	90	888
	1874	607	14	73	136	97	927
unbekannte Ursachen	1872	24	—	1	7	1	33
	1873	18	—	3	2	1	24
	1874	11	—	2	3	3	19
In	1872	2166	84	232	486	321	3289
"	1873	1954	58	236	442	334	3029
"	1874	2095	70	203	400	442	3210

Unter den Todesursachen des kindlichen Alters bis zu einem Jahre sind die hauptsächlichsten die Störungen der Entwicklung und Ernährung (als Lebensschwäche 14,06 %, Atrophie 12,81 %) und die aus denselben hervorgehenden Erkrankungen (als Gehirnentzündungen und Krämpfe 26,72 %, Durchfall und Brechdurchfall 14,53 %), sowie die Krankheiten der Athmungsorgane (als Keuchhusten, Lungenentzündung und Bronchitis 28,60 %). In den folgenden kindlichen und jugendlichen bis 15 Jahren treten die Infectionskrankheiten (Masern, Scharlach, Diphtheritis) mehr als Todesursachen auf (von 1 bis 5 Jahren 30,18 %, 5 bis 15 Jahren 31,37 %), daneben Nervenkrankheiten (24,69 % und 16,96 %) und Erkrankungen der Athmungsorgane (1 bis 5 Jahren 33,24 %, von 5 bis 15 Jahren 27,22 %, unter letzteren 21,19 % Lungenschwindsucht). In den späteren Jahren von 15 bis 30 und von 30 bis 50 kommen die Infectionskrankheiten weniger vor (10,48 % und 10,56 %, darunter Kindbettfieber 4,92 % und 3,30 %), aber hier gewaltsamer Tod (Selbstmord) von allen Altersklassen am meisten (10,93 % und 4,95 %); dann Krankheiten des Nervensystems (5,47 % und 6,60 %), Krankheiten der Verdauungsorgane (7,10 % und 5,61 %) und vor allen Erkrankungen der Athmungsorgane (54,64 % und 67,66 %, darunter Lungenschwindsucht 50,82 % und 45,55 %). Das höhere Alter, über 50 Jahre, hatte Todesursachen von Infectionskrankheiten nur 2,68 %, gewaltsamer Tod 2,68 %, Alterschwäche 22,56 %, von Erkrankungen des Gefässsystems und der Harnorgane 10,14 %, von Krankheiten des Nervensystems 15,12 % (darunter Schlagfuss 11,66 %); von Krankheiten der Athmungsorgane 30,70 % (darunter Lungenschwindsucht 12,05 %) und von Krankheiten der Verdauungsorgane 5,73 %.

Von den Infectionskrankheiten kamen die Sterbefälle an Masern, Scharlach und Diphtheritis im Jahre 1874 vorzugsweise in der Altersclasse von 1 bis 5 Jahren vor (29,57 % der Sterbefälle), am Kindbettfieber am meisten zwischen 15 bis 30 Jahren (4,92 %), ebenso der Unterleibstyphus (2,18 %), dessen Antheil an der Gesammtmortalität nur 0,72 % der Sterbefälle betrug. Von 100 an Infectionskrankheiten Gestorbenen waren im Alter von

bis 1 J.	1 bis 5 J.	5 bis 15 J.	15 bis 30 J.	30 bis 50 J.	über 50 J.
12,9	43,1	16,0	8,2	13,8	6,0

Bei den chronischen Erkrankungen steht die Schwindsucht als Todesursache oben an, wenn auch in ungleichen Verhältnissen bei den verschiedenen Altersclassen. Dieselbe verdient bei der Beurtheilung der

Sterblichkeitsverhältnisse der Städte als Todesursache besondere Beachtung. In grösseren Städten scheint die Schwindsuchtsterblichkeit im Zunehmen begriffen, in anderen Städten bleibt die Schwindsuchtsterblichkeit stationair, nimmt ab oder schwankt von Jahr zu Jahr, z. B. in Stuttgart betrug die Sterblichkeit an Schwindsucht mit Ausschluss der Todtgeburten 1859 bis 1864 9 %, dann 10 % und von 1869 bis 1873 11 % der Gesammtmortalität (Burkart), in Berlin betrug die Sterblichkeit an Schwindsucht in einer Periode von 1855 bis 1868 16,7 % (Müller), soll aber abgenommen haben, in England beträgt die Schwindsuchtsterblichkeit 12,5 % (Simon), in Genf 11,7 %, in Crefeld betrug dieselbe 1871 20,8 %, in Elberfeld 1872 21,5 %, in Wien 24,9 % (Seitz), in Weimar von 1868 bis 1871 10 % (Pfeiffer), in Breslau schwankte Schwindsuchtsterblichkeit zwischen 10 bis 14 %, in Dresden war die Schwindsuchtsterblichkeit 1873 14,4 %, in Leipzig 14,2 %, in Frankfurt 16,17 %, 1874 14,41 %, in Halberstadt 1874 10,78 % aller Sterbefälle.

In Bremen ist die Lungenschwindsucht die häufigste Todesursache der gesammten Sterblichkeit excl. Todtgeburten; sie betrug in den letzten drei Jahren in den verschiedenen Theilen des Staatsgebietes von allen Sterbefällen

	Bremen	Vegesack	Bremerhaven	Im Gebiet am rechten Weserufer	Im Gebiet am linken Weserufer	Im Staate
1872	18,10%	10,71%	11,64%	12,34%	17,44%	16,54%
1873	20,52 „	17,24 „	13,98 „	16,06 „	15,68 „	18,79 „
1874	17,37 „	17,14 „	15,76 „	12,25 „	14,47 „	16,23 „

Die Schwindsucht als Todesursache beeinflusst aber am meisten die Sterblichkeitsziffer der Erwachsenen, in Stuttgart ergab die Sterblichkeit an Schwindsucht von 1865 bis 1873 von der Gesammtsterblichkeit der Erwachsenen 10,6 %, in Dresden im Jahre 1873 in den Altern über 14 Jahre 26,26 %, in Leipzig 20,95 %, in Frankfurt 1873 24,81 % 1874 22,89 %, in Halberstadt 1874 19,88 % der Altersclassen von 15 bis 50 Jahren oder von 100,000 Einwohnern würden gestorben sein in

Halberstadt	Frankfurt	Leipzig	Bremen	Dresden
292	297	358	399	409.

In Bremen betrug im Jahre 1874 im jugendlichen Alter bis 15 Jahren die Lungenschwindsucht 6,44 %, im Alter über 15 Jahren 29,13 % der Gesammtsterblichkeit dieser Altersclassen; in Bremerhaven war das Verhältniss 2,97 % der Gesammtsterblichkeit bis zum 15. Jahre und in dem Alter über 15 Jahre 28,43 %; in Vegesack 4,76 % und 22,46 % der Gesammtsterblichkeit; im Gebiet am rechten Weserufer 1,32 % der Sterblichkeitsziffer bis zum 15. Jahre und 26,58 % der Sterblichkeitsziffer der Altersclassen über 15 Jahre; im Gebiete am linken Weserufer zeigte sich dies Verhältniss wie 2,31 zu 35,44 % zu der Gesammtsterblichkeit der bezeichneten Altersclassen. Im Allgemeinen kamen 1874 die meisten Sterbefälle an Lungenschwindsucht im Alter von 15 bis 30 Jahren vor (50,82 %), demnächst zwischen 30 und 50 Jahren (45,55 %). In den Jahren 1872 bis 1874 starben in der Stadt Bremen im Durchschnitt von allen Gestorbenen der Altersclassen an Lungenschwindsucht

unter 1 J.	1 bis 5 J.	5 bis 15 J.	15 bis 30 J.	30 bis 50 J.	über 50 J.
3,36 %	10,75 %	19,01 %	48,15 %	44,13 %	12,65 %

Als directe Ursachen zur Entstehung der Schwindsucht bezeichnet die Erfahrung die Schädlichkeiten, welche in anhaltenden Staubinhalationen, in Luftbeschränkung bei sitzender Arbeit und Ueberfüllung der Wohnungen bestehen, neben welchen als indirecte Ursachen feuchte Nebelluft, Feuchtigkeit und Undurchlässigkeit des Bodens, Kellerwohnungen, Unreinlichkeit, mangelhafte Ernährung und Heirath unter Blutsverwandten hinzutreten. Fast in jeder Stadt finden sich Localitäten, in welchen die Schwindsucht als Todesursache häufiger vorkommt, als in anderen. Wir verdanken dem neuesten Jahrbuche für Bremische Statistik zum ersten Male eine Uebersicht der Sterbefälle in den einzelnen Theilen des Staates und nach den hauptsächlicheren Todesursachen. Diese Uebersicht würde das Gesagte noch mehr illustriren, wenn das Alter der Verstorbenen dabei angegeben wäre. Aber dennoch kann die Gesundheitspflege Fingerzeige aus derselben entnehmen; in der Altstadt betrug in den gewöhnlichen Strassen die Sterblichkeit an Schwindsucht 17,1 % der Gesammtsterblichkeit dieser Strassen, in den Gängen und dergleichen Strassen 23,9 %, in dem Theile des 13. Bezirks, welcher eine niedrige Bodenlage hat: 21,2 %, in dem höchst liegenden Theile dieses Bezirkes 10,2 %, in der östlichen Vorstadt innerhalb des Steinthors 15,4 %, ausserhalb des Steinthors 18,4 % der Gesammtsterblichkeit dieser Stadttheile. Dieses Ergebniss bestätigt die Annahme, dass in Bremen die Schwindsucht als Todesursache im Allgemeinen einen höheren Procentsatz der allgemeinen Sterblichkeit erreicht, als in vielen gleich grossen Städten, aber doch nicht den höchsten. Gleichzeitig beweist die Untersuchung aber, dass Localitäten und Lebensverhältnisse ursächliche Einflüsse bedingen, gegen welche die öffentliche Gesundheitspflege ihre Wirksamkeit zu entfalten berufen ist.

Auch bei den vorwiegenden Todesursachen des kindlichen Alters, als Infectionskrankheiten, Lebensschwäche und Atrophie, Gehirnentzündung und Krämpfe, Brechdurchfall zeigen sich Verschiedenheiten in der Häufigkeit dieser Todesursachen in den verschiedenen Stadttheilen, die, abgesehen von der Ungleichheit der Zahl der kindlichen Bevölkerung dieser Stadttheile, doch einen Rückschluss über gesundheitliche Einflüsse nicht ganz ausschliessen. Die Höhenlage, die Bodenbeschaffenheit, die Abwässerung und der Zustand der Reinlichkeit der Stadttheile, die Dichtigkeit der Bevölkerung, die enge Bewohnung, die Wohnungsverhältnisse, die socialen Zustände, die Lebens- und Ernährungsweise im kindlichen Alter sind für die Dispositionen zur Erkrankung des Kindes bedeutungsvolle Causalmomente. Von der Gesammtmortalität der betreffenden Stadttheile betrugen die Todesursachen, welche vorzugsweise das kindliche Alter betrafen: in der Altstadt 28,05 %, in der Neustadt 37,65 %, östliche Vorstadt, 10. und 11. Bezirk innerhalb des Steinthors 31,61 %, 10. und 11. Bezirk ausserhalb des Steinthors 38,54 %, mittlere Vorstadt 12. Bezirk 23,52 %, Neueland mit Buntenthorssteinweg 54,3 %. Die mittlere Vorstadt, 12. Bezirk, muss eine geringe Kinderbevölkerung haben, während der Buntenthorssteinweg eine grosse Kinderbevölkerung hat, aber gleichzeitig Nichts weniger als günstige gesundheitliche Zustände. (cf. Tabelle.)

Den Aufgaben des Seemannsamtes zufolge sind im Jahre 1874 von der Bemannung und den Passagieren der Seeschiffe 94 Personen gestorben. davon 51 von der Mannschaft und 43 Passagiere, (13 Männer, 9 Weiber, 21 Kinder). Von ersteren starben 3 am gelben Fieber, 1 am Climafieber; von den Passagieren, an Zahl 30633 (29,910 oder 98 % in Dampfschiffen expedirt), starben 0,13 ‰ und zwar 1 am Climafieber, 1 an Blattern, 1 am Nervenfieber. Anderweitige Sterbefälle an Infectionskrankheiten kamen nur 3 bei Erkrankungen an Diphtheritis bei Kindern vor, bei welchen Sterbefälle an Krämpfen, Wassersucht, Croup, Unterleibsentzündung und Schwindsucht in mehreren Fällen verzeichnet sind. Durch Verletzung in Folge eines Falles kam einer von der Mannschaft zu Tode, durch Gehirnerschütterung 5, durch Ertrinken 26 (25 von der Mannschaft und 1 weiblicher Passagier, 89 Sterbefälle kamen an Bord auf See, 5 im Hospitale und am Lande vor; 23 Kinder (12 männliche, 11 weibliche) wurden an Bord geboren.

Die Morbilitätsstatistik hat sich im Jahre 1874 kaum ein grösseres Gebiet erobert, als im Jahresberichte 1873 angegeben ist. In Bremen werden von circa 44 Aerzten und 4 Krankenanstalten die Beobachtungen statistisch verwerthet, in Vegesack von sämmtlichen drei Aerzten, und von zwei Preussischen Aerzten über die Praxis im hiesigen Landgebiete. Dagegen bleibt Bremerhaven mit den angrenzenden Preussischen zum Hafenbezirke gehörenden Ortschaften noch ausgeschlossen aus dem Kreis der Beobachtungen, was im Interesse der Auswanderung und der Schiffsbevölkerung sehr zu bedauern ist. Wenngleich das Beobachtungsgebiet nicht gewachsen ist, so hat die Zahl der von Bremen verzeichneten Beobachtungen doch die Höhe erreicht von 10014 Fällen (1872 8194, 1873 6289).

Aus den Aufzeichnungen geht im Allgemeinen hervor, dass die Erkrankungen zumal an Masern nnd Keuchhusten, an Scharlach, an Wochenbettfieber, an Croup, Wechselfieber und rheumatischen Fiebern, sowie an Hirnhautentzündungen mehr zur Beobachtung gekommen sind, als im Vorjahre. Dagegen sind Abdominaltyphus, Brechdurchfall, Lungen- und Brustfellentzündung weniger häufig beobachtet, als im Vorjahre. Ziemlich ähnlich verhielt sich das Landgebiet, während Vegesack im Allgemeinen günstigere Krankheitsverhältnisse zeigte.

2) Die epidemischen Krankheiten.

a. Die Pocken.

Im Jahre 1874 ist Bremen mit einer Pockenepidemie verschont geblieben. Nur im Monat April ist ein Fall und im Juni sind zwei Fälle von Pocken vorgekommen. Der erste kam von Grohn bei Vegesack und war von auswärts eingeschleppt, die zwei andern Erkrankungen kamen bei Kindern in Bremen und im Gebiet am linken Weserufer vor und waren beide Mal tödtlich, während ersterer, von leichter Erkrankung, in Genesung verlief und in dem Absonderungshause der Krankenanstalt behandelt wurde. In Vegesack wurden durch einen aus Russland kommenden Seemann im Januar die Blattern eingeschleppt. Derselbe inficirte Frau und Mutter, sowie einen im Hause wohnenden Arbeiter. Nach 5 Wochen erfolgten noch 3 weitere Erkrankungen an Pocken in 2 Häusern, deren Ursprung nicht zu ermitteln war. Im Ganzen kamen in Vegesack 6 Erkrankungen an Pocken vor mit glücklichem Ausgange. Die Isolirung der Kranken und die rasch vorgenommenen Revaccinationen scheinen die Epidemie auf die zwei inficirten Häuser beschränkt zu haben.

In Bremerhaven und im Landgebiete kamen keine Erkrankungen an Pocken vor. Auf Seeschiffen sind keine Epidemien vorgekommen; nur auf zwei aus Brasilien ankommenden Schiffen waren während der Reise einige Blatternerkrankungen aufgetreten, was bei der Ankunft im Hafen die Revaccination der Mannschaft und Desinfection der Schiffe zur Folge hatte. Auf ausgehenden Schiffen ist nur ein Sterbefall von Blattern bei einem Auswanderer auf See beobachtet worden.

Das Impfwesen.

Die unentgeltlichen öffentlichen Schutzblattern-Impfungen sind in Bremen in der Zeit vom 27. Mai bis 7. October, wöchentlich einmal am Mittwoch, in 20 Terminen vorgenommen und im Gebiete in 11 Impfreisen. Die zu den ersten Impfungen verwandte Lymphe war theils von Berlin bezogen, theils hier conservirt und lieferte gute Pusteln, die zu weiteren Impfungen von Arm zu Arm dienen konnten. Die Impftermine waren sehr unregelmässig frequentirt und wurden in denselben mehr oder weniger zahlreiche zwischen 2 und 105 Impfungen vorgenommen, die höchsten Ziffern der Impflinge fielen auf den Monat Juni. Es wurden geimpft in öffentlichen Impfungen

in Bremen	843	Impflinge,	mit Erfolg	756,	ohne Erfolg	87
im Landgebiete	286	„	„	269,	„	17
Summa	1129	Impflinge,	mit Erfolg	1025,	ohne Erfolg	104.

Diese Impfungen wurden an 1066 Kindern unter 5 Jahren und an 63 Personen über dieses Alter vorgenommen. In der Stadt war der in der Revision constatirte Misserfolg der Impfung 4,75 %. Im Gebiete liess sich das Resultat noch nicht genau feststellen. Ausser den öffentlichen Impfungen sind in Bremen geimpft

	von 54	Privatärzten	2752	Kinder,	ohne Erfolg 91
in Vegeack. . .	„ 3	„	145		„
„ Bremerhaven	„ 3	„	266		„

Die erfolglose Impfung der öffentlichen Impfungen .	1129	mit	104
und der Privatimpfungen in Bremen	2752	„	91
zusammen	3881	mit	195

ergiebt ein durchschnittliches Verhältniss von 5 %.

Das Fernbleiben einer Pocken-Epidemie hat die Vornahme der Revaccination sehr beschränkt. Dieselbe ist nur ausnahmsweise veranlasst durch besondere Zwecke und in Vegesack bei Einschleppung eines Blatternfalls geübt worden. Die bisher bestandenen Verordnungen machen die Constatirung der Zahl der Revaccinationen unsicher. Doch sind in Bremen 18, in Vegesack 57 Revaccinationen aufgeführt, im Ganzen 75 Revaccinationen, von welchen 28 erfolglos waren. Die Gesammtzahl der Vaccinirten und Revaccinirten im Bremischen Staate betrug 4367.

Das Verhältniss der Geborenen zu den geimpften Kindern im Jahre 1874 stellt sich folgendermaassen:

Es wurden geboren.	5932
davon todtgeboren	241
	5691
im ersten Jahre sind gestorben.	640
bleiben . .	5051
geimpft	4292
bleiben ungeimpft . .	759

Die Vorschriften des für 1875 in Kraft tretenden Reichsimpfgesetzes werden in Zukunft die ungenauen Angaben beseitigen, die Regelung der allgemeinen Impfungen und Wiederimpfungen, sowie die Constatirung ihrer Resultate sichern.

b. Das Scharlachfieber.

Scharlach war im Verlaufe des Jahres in mässigem Grade in Bremen anhaltend herrschend. Der Krankheitsverlauf war meistens milde und im Vergleich mit den vorhergehenden Jahren relativ etwas günstiger, wenngleich die Sterbefälle die des Vorjahres überstiegen. Der Scharlach hat im Jahre 1874 in Bremen in 40 Fällen zum Tode geführt. Den monatlichen Aufzeichnungen der Morbilitätsstatistik zufolge hatten die drei ersten Monate des Jahres zwischen 42 bis 47 Erkrankungen, welche in den folgenden drei Monaten herunter gingen bis zu 16 verzeichneten Fällen im Monat Mai; aber schon im Juli stieg die verzeichnete Krankenzahl auf 31, im August und September auf je 64 und blieb in den letzten drei Monaten des Jahres zwischen 47 und 56. Die gesammte Zahl der aufgezeichneten Erkrankungen betrug 512, von welchen 35 tödtlich ausgingen. Die Mortalität des Scharlachs im Jahre 1874 war sonach 6,95 % (gegen 7,33 % im Jahre 1873 und 13,29 % im Jahre 1872).

In Vegesack kamen von Scharlach 16 Erkrankungen mit einem Sterbefall vor, in Bremerhaven hat derselbe besonders in der zweiten Hälfte des Jahres geherrscht, in den Wintermonaten zur Epidemie sich entwickelt und 9 Mal zum Tode geführt Im Allgemeinen verlief die Krankheit ohne schwere Complicationen und zwar gutartig. Ebenso war im Landgebiete Scharlach sehr verbreitet; es sind nach der Morbilitäts-Statistik 200 Erkrankungen verzeichnet mit 25 Todesfällen. Die hiernach berechnete Mortalität von 12,50 % entspricht nicht der Wirklichkeit. Im Gebiet am rechten Weserufer kamen 5, am linken Weserufer 44 Sterbefälle am Scharlach vor. Die Sterblichkeit ist am linken Weserufer weit grösser als in der Stadt Bremen gewesen, aber die Erkrankungen werden nicht alle zu ärztlicher Kunde und zur Verzeichnung in der Statistik gekommen sein. In der Stadt Bremen starben von der Gesammtsterblichkeit 1,91 %, im Gebiet am linken Weserufer 9,98 %, im Bremischen Staate 3,08 % am Scharlach.

c. Die Masern.

Die Masern waren in allen Monaten des Jahres in Bremen vertreten. Während die Morbilitätsstatistik die Zahl der monatlich aufgezeichneten Erkrankungen in der ersten Hälfte des Jahres zwischen drei (Januar) und 15 (Februar) angiebt, entwickelte sich in der zweiten Hälfte des Jahres die Krankheit zur Epidemie. Von Monat Juli stieg die verzeichnete Zahl der Erkrankungen (35) rasch und so bedeutend, dass in den letzten Monaten des Jahres eine ausgedehnte Masernepidemie herrschte. In der Morbilitätsstatistik finden sich im September 178, im October 490, im November 1312 und im December 917 Erkrankungen an Masern verzeichnet. Die Gesammtzahl der im Jahre verzeichneten Fälle betrug 3112 mit 64 Sterbefällen. Die Krankenzahl ist aber unzweifelhaft grösser gewesen, da die leichten Erkrankungen vielfach nicht zu ärztlicher Kenntniss gekommen, auch nicht verzeichnet sind. Dies beweist auch die Uebersicht der Sterbefälle, welche die Zahl der tödtlich geendeten Erkrankungen an Masern im Jahre auf 87 angiebt. Während die Krankheit in den ersten Monaten leicht und gutartig war, erlagen in den Wintermonaten, zumal im December, manche Kranke den Masern, deren Nachkrankheiten und Complicationen. Es ist ungewöhnlich, dass nach der Masernepidemie von 1872 im Jahre 1874 schon wieder eine so ausgedehnte Epidemie zur Herrschaft kam, welche Wochen lang die Schulen jüngerer Kinder leerte. Während in Vegesack und Bremerhaven keine Masern vorkamen, gilt das von der Stadt Bremen Gesagte auch vom Landgebiete. Auch hier waren die Masern nur im vierten Quartale epidemisch verbreitet. Von 382 verzeicheten Erkrankungen, sicher nicht die gesammte Zahl der vorgekommenen Erkrankungen, fallen 370 auf das vierte Quartal mit 21 Sterbefällen.

Die von der Morbilitätsstatistik verzeichnete Gesammtzahl der Erkrankungen von Stadt und Landgebiet, 3494 mit 85 Sterbefällen, ergiebt für 1874 eine Mortalität von 2,43 % gegen 3,47 % Mortaliltät der Masernepidemie von 1872. Während im Jahre 1872 die Mortalität an Masern bei Kindern bis zu 5 Jahren 9,57 % sämmtlicher Sterbefälle dieser Altersclassen betrug, war im Jahre 1874 die Mortalität an Masern in diesem Alter 8,30 %. Als Todesursache nahmen die Masern an der Gesammtsterblichkeit in Bremen mit 3,61 % Theil, im Gebiet am rechten Weserufer mit 3 %, am linken Weserufer mit 3,84 %.

d. Der Keuchhusten.

Nächst den Masern war der Keuchhusten unter den Kinderkrankheiten am meisten verbreitet und forderte nicht wenige Opfer. Die Zahl der Sterbefälle an Keuchhusten war 38 (1872: 30). Der Keuchhusten kam in allen Monaten vor, aber in den ersten fünf Monaten nur mässig verbreitet. Die Morbilitätsstatistik verzeichnet in diesen Monaten die monatliche Zahl der Erkrankungen an Keuchhusten unter 30. Mit dem Monat Juni, wo auch die Masern häufiger wurden, beginnt die Zunahme der Krankenzahl und, wie bei den Masern, entwickelt sich mit dem September der Keuchhusten allmählig zur Epidemie, welche in den letzten Monaten des Jahres am ausgedehntesten war. Der erste Todesfall kam im Juli vor; in den späteren Monaten, zumal im November, waren Complicationen des Keuchhustens mit Masern und entzündlichen Erkrankungen der Lungen nicht selten und forderten manche Opfer. Die Morbilitätsstatistik von Bremen führt 1177 Erkrankungen mit 24 Sterbefällen auf; die Mortalität berechnet sich auf 4,04 % (1872: 4,35 %), was aber den thatsächlichen Verhältnissen nicht ganz entspricht, da schwerlich die leichteren Erkrankungen zu ärztlicher Kunde kamen. In Vegesack sind nur drei Erkrankungen aufgeführt; aber auch in Bremerhaven fehlte der Keuchhusten nicht ganz und hatte einen Todesfall. Das Landgebiet verhielt sich dagegen ähnlich, wie die Stadt, hatte am rechten Weserufer drei, am linken acht Todesfälle an Keuchhusten. Die Verbreitung der Epidemie, welche ebenfalls im vierten Quartale am grössten war, lässt sich nach der unvollkommenen Morbilitätsstatistik des Landgebiets nur im Allgemeinen beurtheilen. Die Gesammtzahl der Erkrankungen ist auf 152 angegeben mit fünf Sterbefällen (Mortalität 3,29 %).

e. Diphtheritis und Croup.

Diphtheritis war in Bremen im Jahre 1874 ebenso häufig, wie in dem Jahre zuvor. In allen Monaten kamen Erkrankungen oft nur leichter Art vor. Die geringste Zahl der Erkrankungen ist in den Sommermonaten Juli, August (15—17) aufgeführt, während in den übrigen Monaten zwischen 27 und 45 Erkrankungen (Januar) verzeichnet sind. Die meisten Sterbefälle an Diphtheritis sind im ersten Quartale (10) vorgekommen. Die Morbilitätsstatistik giebt vom ganzen Jahr 356 Erkrankungen an mit 24 Sterbefällen (Mortalität 6,74 %, 1873 6,05 %, 1872 7,64 %). Im Landgebiete ist die Diphtheritis besonders im dritten und vierten Quartale aufgetreten, es sind in der Morbilitätsstatistik 19 Erkrankungen mit zwei Sterbefällen verzeichnet, allein die wirkliche Mortalität an Diphtheritis war in Bremen 27 Sterbefälle (1,29 % der Gesammtmortalität), in Vegesack zwei, in Bremerhaven drei, im Landgebiete am rechten Weserufer ein, am linken sieben Sterbefälle (1,58 % der Gesammtmortalität).

Von Croup werden in Bremen 66 Erkrankungen aufgeführt, von welchen 21 tödtlich endeten (31,81 %). Die Mortalität des echten Croup ist wahrscheinlich grösser gewesen. Officiell sind 27 Sterbefälle angegeben. In Vegesack und Bremerhaven kamen keine Sterbefälle an Croup vor, dagegen im Landgebiet am rechten Weserufer sechs, in dem am linken Weserufer 15 Sterbefälle.

f. Unterleibstyphus.

Der Unterleibstyphus ist im Jahre 1874 noch weniger verbreitet gewesen, als im Vorjahre und in der Stadt Bremen als Todesursache nur 15 Mal constatirt worden. Dies würde dem Verhältniss von 16 auf 100,000 lebenden Einwohnern entsprechen, während nach dem Durchschnitt der letzten 4 Jahre auf 100,000 lebende Einwohner 33 Sterbefälle an Typhus hätten vorkommen können. Die Mortalität an Typhus war 0,72 % der Gesammt-Mortalität und von den Mortalitätsziffern der Altersklassen von 1 bis 5 Jahren 0,61 %, von 5 bis 15 Jahren 1,70 %, von 15 bis 30 Jahren 2,18 %, von 30 bis 50 Jahren 0,99 %, über 50 Jahre 0,77 %. Die Morbilitätsstatistik giebt die monatliche Zahl der Erkrankungen an Typhus in den ersten 5 Monaten zwischen 5 und 7 an, im Juni 2, dann aber beginnt in den folgenden Monaten eine Zunahme der Erkrankungen bis zu dem Maximum von 15 im October, während in den übrigen Monaten die Zahl der Erkrankungen zwischen 7 und 9 schwankte. Die Todesfälle fielen zu $^2/_3$ auf die erste Hälfte des Jahres uud kamen in den späteren Monaten nur vereinzelt vor. Die

Gesammtzahl der verzeichneten Erkrankungen betrug 86 mit 11 Todesfällen, die Mortalität dieses Jahres 12,79 % (1873: 13,02 % und 1872: 12,89 %). Im Landgebiet sind 18 Erkrankungen an Typhus mit 4 tödtlichen Ausgängen angegeben, officiell constatirte Sterbefälle an Typhus waren im Gebiet am rechten Weserufer 4, am linken 5. In Vegesack sind 12 Erkrankungen mit 2 constatirten Sterbefällen an Typhus verzeichnet. In Bremerhaven ist, incl. der Schiffe, der Typhus 10 Mal als Todesursache angegeben worden, indessen unter der Bevölkerung sind nur in 5 Sterbefällen constatirt 2,46 % der Gesammtsterblichkeit von 1874 (1873: 4 %, 1872 7 %). Diese Mortalität wurde auf ein endemisches Auftreten des Typhus bezogen, derselbe ist indess in allen Gegenden der Stadt beobachtet worden, ohne dass besondere Heerde nachgewiesen werden konnten. Es ist das als mittelmässig zu bezeichnende Trinkwasser der Wasserleitungen dort in Beziehung gebracht worden zur Genese des Typhus, allein die chemische Untersuchung der eingesandten Wasserproben hat diese Vermuthung nicht bestätigen können. Mit Grund darf gefordert werden, dass bei der Forschung nach der Genese neben dem Trinkwasser auch anderen Causalmomenten des Typhus, insbesondere den Bodenverhältnissen Bremerhavens, den Bodenverunreinigungen, der Lagerung von, der Zersetzung leicht unterworfenen, Waaren u. s. w., nähere Beachtung geschenkt werde.

Ueber die causalen Beziehungen des Grundwasserstandes zum Typhus giebt das Jahr 1874 zu weiteren Bemerkungen Anlass. Im Jahre 1872 und 1873 coincidirte die grössere Frequenz und die Steigerung der Mortalität des Typhus in Bremen bestimmt mit dem sich senkenden und andauernd niedrigem Grundwasserstande. Im Jahre 1874 war die Regenmenge analog den beiden Vorjahren wiederum gering, die Weser hatte durchschnittlich einen sehr niedrigen Stand; dem entsprach auch der Stand des Grundwassers und des Stadtgrabens, welcher den grössten Theil des Jahres hindurch ein sehr niedriger war. Der höhere Stand des Grundwassers fiel in die Frühjahrsmonate, zumal in den Monat April, war aber an allen Pegeln niedriger, als in den beiden letzten Jahren. Der tiefere Stand des Grundwassers kam in der zweiten Hälfte des Jahres vor und dauerte bis zu Ende desselben. In der Neustadt trat die tiefste Senkung des Grundwassers im Juli ein, in der Altstadt und Vorstadt im December. Der Grundwasserstand hielt sich durchgehends gleichmässig, grössere Schwankungen fehlten gänzlich. Im Jahre 1874 war das Vorkommen des Typhus von geringer Frequenz und die Vertheilung der monatlichen

Erkrankungen mit wenigen Ausnahmen ziemlich gleichmässig, jedoch fiel die grössere Frequenz, etwa $^5/_8$ der Erkrankungen, in die zweite Hälfte des Jahres, welche ebenfalls den tieferen Grundwasserstand hatte. Geringes, der Zeit nach ziemlich gleichmässig vertheiltes Vorkommen des Typhus traf also im Jahre 1874 zusammen mit einem tiefen, aber wenig veränderlichen Grundwasserstande. Wir dürfen bei der Prüfung des Verhaltens des Grundwassers zu der angenommenen Wirkung aus den Beobachtungen des Jahres 1874 dic Folgerung entnehmen, dass der Einfluss des Grundwassers auf den Gesundheitszustand weniger beruht auf einem besonders tiefen Sinken des Grundwassers, wenn dieser tiefe Stand nur von gleichmässiger Dauer bleibt. Wenn dagegen in Folge von grösseren Regenmengen grössere Schwankungen des Grundwassers die Schichten im Boden bald durchtränken, bald wieder der Luft zugänglich machen, darf man erwarten, dass im letzteren Falle, in den zur Zersetzung geneigten Stoffen der Bodenschichten, die krankmachenden Keime, welche zur Typhus-Bildung in Beziehung stehen, zur Entwicklung vorzugsweise Gelegenheit haben. Auch dürfte es nach den Localitäten verschieden sein, ob die oberen oder die ganz tiefen Schichten die grösseren Verunreinigungen in sich bergen. In Bezug auf den Einfluss des Trinkwassers auf die etwaige Erzeugung des Typhus sind im Jahre 1874 keine Thatsachen constatirt worden, welche dieses ursächliche Moment für die Entstehung dieser Krankheit hätte begründen können. Wenngleich in Folge des Sinkens des Grundwassers die Brunnen fast durchgängig verschlechtert und theilweise versiegt sich zeigten, konnte doch die Benutzung des Wassers der Brunnen zum Trinken kaum irgendwo sich geltend machen, weil das Wasser der Wasserleitung, welche ein gutes, klares, reinschmeckendes Wasser lieferte, vorzugsweise zum Trinken benutzt worden ist. Im Landgebiet kam eine Erkrankung am Flecktyphus mit tödtlichem Ausgange im zweiten Quartale vor.

g. Der Brechdurchfall.

An Brechdurchfall sind in Bremen im Jahre 1874 nicht ganz so viele Personen erkrankt, als in den Vorjahren, dies gilt vorzugsweise von dem erwachsenen Alter. Die Uebersicht der Sterbefälle giebt von dem ganzen Jahre 106 Sterbefälle an Durchfall und Brechdurchfall an, von welchen vier in den Altersclassen über fünf Jahre vorkamen. Den Zählungen der Morbilitätsstatistik zufolge war der Brechdurchfall, zumal bei Kindern, in allen Monaten des Jahres nicht selten, am häufigsten aber in den Monaten Juli bis October; ohne Berücksichtigung der Altersclassen kamen allein im Monat August 21 % der Erkrankungen des Jahres vor. Die Zahl der verzeichneten Erkrankungen bei Kindern unter zwei Jahren betrug 677, die der Erwachsenen 424; das genannte kindliche Alter war etwa mit $^6/_{10}$ % an den Erkrankungen betheiligt. Bei Kindern war die Mortalität 6,5 %, bei Erwachsenen 0,23 % der Erkrankungen. Als Todesursache für das erste Lebensjahr hat der Brechdurchfall 14,53 % sämmtlicher Sterbefälle dieser Altersclassen betragen. In Vegesack ist der Brechdurchfall nur bei neun Personen beobachtet worden mit glücklichem Ausgange, in Bremerhaven kamen dagegen manche Erkrankungen vor mit sechs Sterbefällen bei Kindern unter fünf Jahren in den Sommermonaten. Im Landgebiete war der Brechdurchfall zumal im dritten Quartale häufig und forderte nicht selten Opfer. Nach der Morbilitätsstatistik war im Landgebiete die Mortalität 6,11 % ohne Unterschied des Alters. Im Landgebiete am rechten Weserufer kamen bei Kindern zehn Sterbefälle vor, am linken Weserufer 31 (bei Kindern unter fünf Jahren 27, über fünf Jahre vier, davon drei bei Erwachsenen).

h. Das Wechselfieber.

Im Jahre 1874 war die Verbreitung der Wechselfieberformen etwas grösser, als in dem Jahre zuvor. Als nach dem niedrigen Grundwasserstande des Jahres 1873 in den ersten Monaten des folgenden Jahres die Bodenfläche wieder an Feuchtigkeit gewann, machten Malaria-Einflüsse in höherem Grade sich geltend. Auch im Jahre 1874 war in der Frühjahrszeit die Häufigkeit der Malariaformen auffallend. Die Morbilitätsstatistik giebt in den vier ersten Monaten die Zahl der Erkrankungen zwischen 85 und 97 an, dann hatte der Monat Mai, in welchem bei höherer Temparatur und fallendem Grundwasser der Boden an Feuchtigkeit wieder abnahm, also unter Bedingungen, durch welche die Bodenschichten, denen die Malaria-Ausdünstungen entstammen, von Wasser frei werden und mit der athmosphärischen Luft in Connex treten können, die grösste Zahl der Intermittentsformen (113 der Morbilitäts-Statistik). In den folgenden 7 Monaten, in welchen das Grundwasser gleichmässig tief blieb und der obere Boden ziemlich ausgetrocknet erschien, blieb auch die Zahl der Erkrankungen sich ziemlich gleich zwischen 42 und 59 per Monat. Die Gesammtzahl der in der Morbilitäts-Statistik verzeichneten Erkrankungen des ganzen Jahres war 825 (1873: 757 und 1872: 451), von welchen eine tödtlich ausging im Monat Mai, die wahrscheinlich unter besonderer Complication als Todesursache verzeichnet ist. Aehnlich verhielt sich das

Landgebiet, welches im zweiten Quartale die grösste Frequenz der Erkrankungen, im ganzen Jahre 141 Erkrankungen am Wechselfieber hatte. In Vegesack belief sich die Gesammtzahl der Erkrankungen auf 24, die vorzugsweise im Mai, vielfach in larvirten Formen vorkamen. In Bremerhaven waren Malaria-Erkrankungen nicht sehr verbreitet und kamen am meisten am nördlichen Ende der Stadt vor; die mit den Erdausgrabungen des Kaiserhafens beschäftigten Arbeiter erkrankten nur in geringer Zahl.

i. Das Kindbettfieber.

Das Kindbettfieber gehörte vordem in Bremen zu den seltener beobachteten Erkrankungen, in den letzten Jahren ist dasselbe häufiger beobachtet worden. Als Todesursache wurde dasselbe constatirt in den Jahren:

1872 in Bremen in 34 Fällen, im Brem. Staate in 39 Fällen.
1873 „ „ „ 22 „ „ „ „ „ 24 „
1874 „ „ „ 19 „ „ „ „ „ 25 „

An Kindbettfieber starben aus den Altersklassen:

	von 15 bis 30 Jahren,	von 30 bis 50 Jahren:
1872:	8,23 %	4,08 %
1873:	4,00 %	3,95 %
1874:	4,92 %	3,30 %

der gesammten Sterbefälle, aber die Erkrankungen auf die Sterbefälle des weiblichen Geschlechts dieser Altersclassen berechnet, so beträgt im Jahre 1874 die Mortalität am Kindbettfieber für

die Jahre 15 bis 30 . . . . 9,37 %
„ „ 30 „ 50 . . . . 7,09 „

der Gesammtsterbefälle der genannten Altersklassen. Das Kindbettfieber kam in Bremen in allen Monaten, am häufigsten in den Monaten mit niedriger Temperatur vor, während der tödtliche Ausgang etwas häufiger in die wärmeren Monate fiel. In der Morbilitäts-Statistik sind von Bremen 129 Erkrankungen aufgeführt mit 19 Sterbefällen (Mortalität 14,73 % gegen 26,67 % im Jahre 1873). Das Landgebiet verhielt sich ähnlich, von welchem 18 Erkrankungen mit drei Sterbefällen verzeichnet sind. In Vegesack kameu drei Erkrankungen am Kindbettfieber mit einem Sterbefalle vor und in Bremerhaven traten im April und December mehrfache schwere Erkrankungen am Kindbettfieber auf, mit zwei tödtlicheu Ausgängen.

k. Die Rose.

Die Zahl der Erkrankungen an Rose sind zahlreich gewesen. Sie kamen in allen Monaten vor, am häufigsten in den Herbst- und Wintermonaten. Die Morbilitätsstatistik hat im ganzen Jahre 438 Erkrankungen an Rose verzeichnet mit 10 Sterbefällen in Bremen (1873 20, 1872 19). Im Landgebiete sind 38 Erkrankungen an Rose angegeben mit einem Sterbefall, in Vegesack 24 Erkrankungen ohne Sterbefall. In Bremerhaven hat die Rose in den Wintermonaten und im Frühjahre häufig geherrscht und ist dieselbe dort in zwei Fällen als Todesursache constatirt worden.

l. Rheumatische Erkrankungen.

Die fieberhaften rheumatischen Erkrankungen, welche in den früheren Jahren zahlreiche Opfer forderten, sind in den letzten Jahren leicht gewesen. Als Todesursache ist in Bremen der Rheumatismus zehn Mal constatirt (1873 20 Mal). Die Erkrankungen kamen in den Monaten mit niedriger Temperatur (November, December, Januar, Februar, März, April) häufiger vor. Die Morbilitätsstatistik führt vom ganzen Jahre 727 Erkrankungen mit neun Sterbefällen auf, ein sehr günstiges Verhältniss. Im Landgebiete sind 71 Erkrankungen ohne Sterbefall notirt, in Vegesack nur sechs. In Bremerhaven kamen in den Herbstmonaten rheumatische Fieber öfter vor, mit zwei tödtlichen Ausgängen.

m. Die Krankheiten der Respirationsorgane.

Von dieser Krankheitsgruppe betrifft die grösste Zahl Lungenentzündung und Lungenschwindsucht. Die Lungenentzündungen sind in den letzten Jahren häufiger geworden. Als Todesursache ist die Lungenentzündung 1872 122 Mal constatirt worden, 1873 144 Mal und 1874 142, Brustfellentzündung 1872 11, 1873 13 und 1874 10 Mal. Die Morbilitätsstatistik führt folgende Erkrankungen an Lungen- und Brustfellentzündungen auf: 1872 843 Erkrankungen mit 133 Sterbefällen (Mortalität 15,77 %), 1873 1086 Erkrankungen mit 160 Sterbefällen (Mortalität 14,73 %), 1874 1046 Erkrankungen mit 112 Sterbefällen (Mortalität 10,70 %). In den wärmeren Monaten kamen die wenigsten Erkrankungen vor; 1873 Juli bis September, 1874 Juli bis October, und in den Jahren 1872—1874 hatte der August die kleinste Zahl. Die meisten Erkrankungen fielen in beiden letzten Jahren auf die Monate mit niedriger Temperatur und mit raschem Temparaturwechsel und zum Theil scharfen Nordostwinden (December bis Mai), die höchste Zahl auf April, die Sterblichkeit war 1873 und 1874 im Januar am grössten. In Vegesack sind im Jahre 1873 50 Erkrankungen an Lungenentzündung mit zwei Sterbefällen und im Jahre 1874 47 Erkrankungen mit zwei Sterbefällen verzeichnet. In Bremerhaven sind 1873 sieben Sterbefälle und 1874 13 Sterbefälle an Lungenentzündung constatirt. Im Landgebiete sind 1873 43 Sterbefälle an Lungenentzündung constatirt, 1874 33 Sterbefälle. Die Morbilitätsstatistik giebt 1873 291 Erkrankungen mit 13 Sterbefällen, 1874 267 Erkrankungen mit 18 Sterbefällen an; das erste Quartal hatte die grösste Frequenz der Erkrankungen. Die Lungenschwindsucht ist von allen Krankheiten die häufigste. Die Häufigkeit der Erkrankungen an Lungenschwindsucht ist statistisch nicht festzustellen, die Häufigkeit der Sterbefälle, welche schon erwähnt, lässt die Schlussfolgerung auf das Vorkommen der Krankheit zu.

n. Krankheiten des Nervensystems.

Schlagfluss und Hirnhautentzündung forderten von den Krankheiten des Nervensystems die meisten Opfer; während ersterer meistens das höhere Alter betrifft und in Bremen im Jahre 1873 in 103 Fällen, 1874 in 92 Fällen als Todesursache constatirt wurde, ist die Hirnhautentzündung vorzugsweise eine Krankheit des kindlichen Alters. Der Schlagfluss kam als tödtlicher Ausgang im Bremischen Staate 1873 in 148 Fällen vor (19 im ersten Jahre, vier von ein bis fünfzehn Jahren und 125 in den späteren Jahren), 1874 in 143 Fällen vor (27 im ersten Jahre und sechs im Alter von eins bis fünf Jahren, 110 vom 15. Jahre bis in's hohe Alter. Die Frequenz der Monate wechselt, doch war der Schlagfluss 1873 in der ersten Hälfte des Jahres häufiger.

Die Hirnhautentzündung und Gehirnentzündung ist in Bremen im Jahre 1873 in 127 Fällen als Todesursache constatirt (unter einem Jahre 36, von ein bis fünf Jahren 57, von 5 bis 15 Jahren 19 und im späteren Alter 15), 1874 in 132 Fällen (bis zu einem Jahre 50, ein bis 5 Jahren 58, 5 bis 15 Jahren 18, in den Altersclassen über 15 6 Sterbefälle).

Die Morbilitätsstatistik führt 1873 135 Erkrankungen mit 83 Sterbefällen, 1874 152 Erkrankungen mit 87 Sterbefällen auf. Die grösste Zahl der Erkrankungen und Sterbefälle kam im Winter und im Frühjahr vor. Im Landgebiete sind Erkrankungen an Hirnhautentzündung 1873 verzeichnet 27 mit 12 Sterbefällen, 1874 22 mit 18

Sterbefällen, in Vegesack 1873 6 Erkrankungen, 1874 2 Erkrankungen, die sämmtlich tödtlich ausgingen. Die durchschnittliche Mortalität der Krankheit ist in beiden Jahren ca. 60 %. In Bremerhaven sind die entzündlichen Gehirnkrankheiten besonders im zweiten und dritten Quartal beobachtet und dieselben 1873 in 17, im Jahre 1874 in 14 Fällen als Todesursache constatirt.

3) Viehseuchen.

a. Der Milzbrand.

Der Milzbrand war im Jahre 1874 wenig verbreitet und kam nur bei Rindvieh vor. In der Stadt und den Vorstädten wurden 13 Erkrankungen beobachtet in Milchwirthschaften, bei Landleuten in den Vorstädten und bei Branntweinbrennern der Stadt. Das Auftreten der Krankheit war sporadisch und blieb die Erkrankung überall auch in zahlreich besetzten Ställen oder auf der Weide auf einzelne Kühe beschränkt. In den Monaten Juni und August wurden je drei Erkrankungen beobachtet, im November zwei, übrigens nur einzeln im Monat. Im Gebiet sind nur drei Erkrankungen, und zwar im Gebiet am rechten Weserufer vorgekommen, bei zwei Kühen und einer Quene. Ueber die Ursachen des sporadischen Milzbrandes hat sich nichts Sicheres ermitteln lassen, nur in einem Falle konnte mit einiger Wahrscheinlichkeit die Fütterung mit Kleegras vom Rande eines unreinen Grabens als ursächliches Moment angenommen werden. Die Erkrankungen in der Stadt zeigten sich in Milchwirthschaften, in welchen die nicht selten sehr engen und dumpfigen Stallungen den sanitarischen Anforderungen wenig entsprechen. Ein anderes Causalmoment mag öfter in der Fütterungsweise liegen und in den verschiedenartigen Stoffen, die verfüttert werden. Im Gebiete wird in der Regel das Vieh naturgemässer gehalten. Die sanitarischen Maassregeln verhüteten, nach Constatirung der Seuche durch die Section, zunächst die Nutzung des Fleisches und der Thierreste, welche dem Abdecker zufielen; die Beaufsichtigung des Viehstandes, dessen Verkauf, Veräusserung oder Schlachten verboten war, die Sperrung der Ställe während einer Dauer von sechs Wochen, die Reinigung und gründliche Desinfection der Stallung, sowie der Weidestelle, auf welcher das Vieh verendet war, vervollständigten die medicinalpolizeilichen Maassregeln.

b. Rotzkrankheit.

Die Rotzkrankheit wurde im October bei einem Pferde constatirt, welches ein Landmann aus dem Preussischen Amte Freudenberg thierärztlich untersuchen liess, um dasselbe zum Schlachten zu verkaufen. Das Pferd wurde auf der Abdeckerei getödtet und durch den Befund bei der Section ein hoher Grad von Rotzkrankheit nachgewiesen. Sorgsame Nachforschungen ergaben, dass dieses Pferd aus dem Amte Sulingen stammte, wo im Herbste schon ein zweites Pferd mit Rotzkrankheit getödtet war. Zwei hiesige Pferde, die mit dem betreffenden Pferde in Berührung gewesen und aus derselben Krippe gefressen hatten, wurden als verdächtig sogleich isolirt und unter Aufsicht gestellt und eins derselben später auf der Abdeckerei getödtet. Die Section hat jedoch die Rotzkrankheit nicht bestätigt. Schon diese kleine Enquete beweist, wie vielfach die Pferde der Infection ausgesetzt sein können; es liegt nicht in der Macht des Einzelnen, seine Thiere genügend zu schützen. Zur Verhütung der Verbreitung der Rotzkrankheit können die allgemeinen Maassregeln nicht streng genug sein.

II. Die öffentliche Gesundheitspflege.

1) Die Nahrungsmittel.

Die sanitarische Beaufsichtigung der Nahrungsmittel hat die Beamten des Medicinalamtes vielfach in Anspruch genommen. Es wiederholten sich die Erfahrungen des Vorjahres und nicht allein in Anlass der Anzeigen der Käufer, sondern auch durch die Aufmerksamkeit der Aufsichtsbehörde wurden Untersuchungen veranlasst und Prüfungen von Victualien durch Sachverständige vorgenommen. Untersuchungen von Milch auf Verfälschung mit Wasser in 19 Fällen, von verfälschter, resp. schlecht bereiteter Butter in 14 Fällen, von Backwerk, Caffee, Mehl, Reis, Fruchtsaft, haben bald die Grundlosigkeit der Annahme von Gesundheitsschädlichkeit, bald den richtigen Thatbestand nachgewiesen. Die Verdünnung der Milch mit Wasser ist nicht so unschuldig, als es auf den ersten Blick aussieht. Durch die in London gemachte Erfahrung ist nachgewiesen, dass durch mit inficirtem Brunnenwasser verdünnte Milch in 70 Familien der Abdominaltyphus hineingetragen ist. Selbst das Ausspülen der Gefässe mit inficirtem Wasser ist gefahrbringend. Verdünnungen mit Wasser sind im Jahre 1874 wiederholt constatirt. Die Butterverfälschung bestand in Versetzung mit Talg oder einer bedeutenden Menge Wasser. Vorwiegend häufig gab von Aussen eingeführtes Fleisch dem Medicinalamte Anlass zum Einschreiten und zur Beschlagnahme. Nicht selten brachten auswärtige Händler frische Fleischwaaren zu geringem Preise zu Markte, deren thatsächliche Abstammung von krankem Vieh bald constatirt, bald vermuthet wurde. Die schlechte Beschaffenheit der Waare führte zur Confiscation oder zur Anordnung der Zurückschaffung des Fleisches. Verdorbene Fleischwaaren (Wurst, Schinken, in Zersetzung übergegangenes Fleisch von Schlachtvieh) gaben ebenfalls wiederholt zu Untersuchungen Veranlassung und führten einmal im Polizeigericht nach § 367 Alinea 7 zur Verurtheilung des Beschuldigten. Unter dem beim Schlachten durch die Fleischschau erkannten Erkrankungen des Vieh's gaben drei mal die Perlsucht (Tuberculosis) bei zwei Kühen und einem Ochsen zur Beschlagnahme Anlass. Die hiesigen der Art erkrankten Kühe wurden dem Abdecker übergeben, aber bei einem von Aussen eingeführten Ochsen dem früheren Eigenthümer zugestanden, sein Eigenthum unter Controle aus dem Gebiete schaffen zu lassen, unter dem Verbote, das Fleisch nicht wieder einzuführen. Seitdem das mit Finnen durchsetzte Schweinefleisch den gesundheitsschädlichen Nahrungsmitteln angereiht wird, ist das Vorkommen der Finnen häufiger zur Kenntniss gekommen, wie früher. Dennoch hat die Finnenkrankheit der Schweine nur acht mal zu Untersuchungen Veranlassung gegeben, in welchen nach Constatirung der Thatsache das Medicinalamt den Verkauf und die Verwendung von finnigem Schweinefleisch zum Genuss unter Verbot stellte und nur in vollkommen durchgekochtem Zustande den Eigenthümern im eigenen Verbrauche die Verwendung gestattete.

Unter den der sanitarischen Obhut unterliegenden Nahrungsmitteln steht das Schweinefleisch in erster Linie, insofern in demselben das Vorkommen der Trichinen im Schweinefleich eine der bedenklichsten Gesundheitsschädlichkeiten abgiebt. Unter den grossen Quantitäten des aus America importirten Schweinefleisches werden mit Trichinen durchsetzte Fleischstücke nicht selten gefunden. Im Jahre 1874 betrug die Einfuhr von America an Schinken 467,275 Kilo und an Speck und Schweinefleisch 4,779,657 Kilo, was die Grossartigkeit dieses Geschäftsbetriebes bezeugt. In Bezug auf die microscopische Untersuchung bestehen für den Grosshandel keine polizeilischen Vorschriften und die Strafbarkeit des Verkaufes trichinenhaltigen Fleisches im Wege des Grosshandels wird von den hiesigen Gerichten nicht angenommen. Nur auf den Kleinhandel an die Consumenten wird die Bestimmung des § 367 Alinea 7 des Strafgesetzbuches bezogen. Für den Detailhandel wurden im Jahre 1874 zahlreiche Parthieen von aus America stammendem Schweinefleisch untersucht und in 60 derselben (in 45 Schinken und 34 Speckseiten) Trichinen befunden. Das Vorkommen der Trichinen in dem aus America stammenden Schweinefleische ist relativ häufig und lässt sich nur erklären durch die geringe Sorgfalt, welche in den grossartigen Schlächtereien dieser Thatsache gewidmet wird. Die häufige Infection der Mastschweine kann sowohl direct durch Fütterung mit dem Abfall von trichinenhaltigem Schlachtvieh, als auch indirect durch Ratten vor sich gehen. Die hier trichinös befundene Waare wurde dem Abdecker oder dem Seifensieder zur Verwerthung übergeben, bei grossen Quantitäten auch wohl den Privatleuten die Ermächtigung ertheilt, die Auskochung selbst unter amtlicher Controle vorzunehmen.

Bei hier frisch geschlachteten Schweinen sind im Jahre 1874 in drei Fällen Trichinen vorgekommen. Von dem ersten zu Ende Juli in Hastedt geschlachteten Schweine konnte der objective Beweis nicht geliefert werden, da das Fleisch gänzlich verzehrt worden zu sein scheint, jedoch gab dieses Schwein zu der gleich zu erwähnenden Epidemie von Trichinose Veranlassung. Im November wurden in Hastedt wiederum in zwei Schweinen Trichinen gefunden. Die Trichinen schienen etwa 10 Wochen alt gewesen, und die Schweine während der Mastung inficirt zu sein. Die Inficirung der Schweine erschien möglich durch Fütterung mit von Bremen geholtem Abfall, in welchem Abfall von americanischen Fleischwaaren enthalten sein konnte.

Trichinenerkrankungen sind in diesem Jahre zum ersten Male in grösserer Zahl und von Bedeutung in Hastedt vorgekommen. Nach Angabe der dort behandelnden Aerzte wurden 42 Erkrankungen beobachtet. Der Gesundheitsrath wurde wiederholt veranlasst, eine Untersuchung der Kranken vorzunehmen und konnte in den Krankheitserscheinungen, welche aus allen Stadien der Krankheit das vollständige Bild der Trichinosis boten, die Diagnose als unzweifelhaft bestätigen. Unter den Erkrankungen fanden sich häufig mehrere Glieder eines Hauses, 10 Ehepaare und 6 Kinder derselben. Die Erkrankungen waren in der Mehrzahl leichter Art, doch sind auch 16 schwere Erkrankungen beobachtet. Der Verlauf der Krankheit war günstig; bei allen Kranken trat Genesung ein. Die Untersuchung der Krankheit durch das Medicinal-Amt und den Gesundheitsrath begann sofort nach der Meldung am 15. August. So schwierig es im Anfange war, die Quelle der Krankheit objectiv zu begründen, da in den Schlachterläden oder sonst kein trichinoses Fleisch aufzufinden war, so führten doch genaue Nachforschungen auf ein am 31. Juli geschlachtetes Schwein, von welchem angeblich keine Ueberbleibsel mehr vorhanden waren, was nach mehr als 14 Tagen bei höherer Sommertemperatur allerdings erklärlich erscheint. Aber allen Angaben zufolge war das in Frage kommende Fleisch in den Tagen des August von dem betreffenden Schlachter geholt.

Der Genuss des Fleisches von dem fraglichen Schweine fällt in die Tage vom 2. bis 5. August und angeblich der Beginn der Erkrankungen vom 9. bis 15. August. 7 Erkrankungen wurden auf den Genuss von halbroh gebratenen Carbonaden zurückgeführt, 4 auf den Genuss von frischem Mett und in 10 Erkrankungen war gebratene frische Mettwurst, in 2 Erkrankungen frischer Speck, derzeit aus dem betreffenden Schlachterladen genossen worden. Die Richtigkeit der Deutung der Krankheit wurde im Publicum und von den Anhängern der bei diesem Vorfalle Interessirten mehrfach bezweifelt, während für die beobachtenden und untersuchenden Aerzte von Anfang an die Diagnose der Krankheit als Trichinosis thatsächlich feststand. Hinterher wurde die Diagnose noch objectiv bestätigt, indem am 7. October bei einer von Trichinosis genesenen Frau aus dem Oberarm ein Stückchen Muskelfleisch genommen und in demselben lebende Trichinen nachgewiesen wurden.

Diese bedeutende Erkrankung führte zu einer Reform der microscopischen Untersuchung auf Trichinen. Zunächst wurde schon im August die Einrichtung vom Medicinal-Amt getroffen, die microscopische Fleischschau auch auf die der Stadt naheliegenden Orte Hastedt und Buntenthorssteinweg auszudehnen, indem für die Fleischschau geeignete Persönlichkeiten ermittelt und in Unterricht genommen wurden. Sobald Letztere ihre Befähigung als Sachverständige nachgewiesen hatten und beeidigt waren, konnte im October die verpflichtende Vereinbarung zur microscopischen Untersuchung des Schweinefleisches auch auf die Schlachter in Hastedt und Buntenthorssteinweg ausgedehnt werden. Auch die für Private schlachtenden s. g. Hausschlachter wurden veranlasst, der Vereinbarung beizutreten. Im weiteren Verfolg der Angelegenheit wurde vom Medicinal-Amte im November eine Verordnung erlassen, welche den Verkauf des aus der Umgegend eingeführten Schweinefleisches auf den Märkten nur unter der Bedingung gestattete, dass das Fleisch nachweislich von einem amtlich bestellten Fleischbeschauer untersucht und von Trichinen frei befunden sei. Zu diesem Zwecke und zur Erleichterung der Händler, bis diese in ihren Wohnorten Vorkehrungen finden, ihre Waaren durch geeignete Persönlichkeiten untersuchen zu lassen, wurde die Einrichtung getroffen, an den Consumtionseinnehmerstellen das von auswärts zu Markte gebrachte Schweinefleisch durch hiesige Fleischbeschauer auf Trichinen untersuchen lassen zu können. Die Beamten des Medicinal-Amts übten gleichzeitig auf den Märkten eine revidirende Controle aus. Um der microscopichen Fleischuntersuchung eine grössere Sicherheit zu geben und ein dauerndes Vertrauen beim Publicum zu unterhalten, wurde vom Medicinal-Amte die Eintheilung der Stadt in Districte vorgenommen und jedem dieser Districte ein Fleischbeschauer bestimmt, an welchen die Schlachter des Districts für die Untersuchung gebunden sind. Man erreicht hiedurch, dass die Arbeit sich nicht auf einzelne Fleischbeschauer häuft, dass derselbe Muse hat zu einer gründlichen Untersuchung und dass das Publicum eine grössere Garantie erhält für eine sichere und zuverlässige Untersuchung. — Diese reformirenden Einrichtungen nähern sich immer mehr einer obligatorischen Fleischschau. Es sind Schritte zu dem Ziele, welches dahin geht, dem Publicum zum Genusse nur solches Fleisch zu bieten, dessen Gesundheitsbeschaffenheit von Sachverständigen festgestellt ist, ein Ziel, welches wohl erst mit der Errichtung des Schlachthauses erreicht werden kann.

2) Getränke.

Das Trinkwasser in Bremen.

a. Oeffentliche und Privatbrunnen.

Die im Jahre 1874 ausgeführten 241 Untersuchungen von Trinkwassern betrafen in 178 Fällen öffentliche und in 63 Fällen Privatbrunnen. Wo sich Verunreinigungen zeigten, schienen dieselben stets localer Natur zu sein, indem dieselben in den zunächst gelegenen Brunnen fehlten oder in der Art ganz verschieden waren. In den seltensten Fällen waren über öffentliche Brunnen Klagen eingelaufen, von den Privatbrunnen wurden 20 auf Anordnung des Medicinal-Amts untersucht und es ergaben sich folgende Resultate:

Unter den öffentlichen Brunnen waren 65 gut, 104 mittelmässig, 9 schlecht und unter den Privatbrunnen waren 20 gut, 12 mittelmässig, 31 schlecht, so dass wie früher auch in 1874 die Privatbrunnen einen weit höheren Procentsatz an schlechten Brunnen lieferten, als die öffentlichen. Während dieser Untersuchungen war im Durchschnitt der Wasserstand der Weser und damit auch des Grundwassers ein anhaltend ungewöhnlich niedriger und waren daher auch weniger Veränderungen in der Beschaffenheit der Brunnenwasser zu erwarten.

b. Wasserleitung.

Das Wasser der Wasserleitung erwies sich bei den fortgesetzten Untersuchungen als rein, und nur vorübergehend, wenn die Weser durch Leinewasser angeschwellt wurde, zeigte sich darin eine leichte lehmige

Trübung, mit welcher eine geringe Zunahme der organischen Substanz sich zugleich bemerklich zu machen pflegt. Die Temperatur desselben folgte langsam den Schwankungen der Atmosphäre, ohne je einen erheblich hohen oder niedrigen Grad zu erreichen.

3) Bauordnung und gesundheitliche Wohnungsaufsicht.

In allen älteren dicht bewohnten Städten finden sich, durch die Gewohnheit geheiligt, Unzuträglichkeiten in den Wohnungsverhältnissen, welche die öffentliche Gesundheitspflege zu rügen Veranlassung findet, aber nur selten zu reformiren im Stande ist. Die Beschränkung der Wohnung hat nicht blos persönliche und materielle Ueberfüllung im Gefolge, sondern auch die in der Regel gleichzeitig in den Räumen nothwendige Vornahme der Gewerbe- und Haushaltsgeschäfte fügt dem Ueberfüllungs-Miasma, welches aus den Ausdünstungen der menschlichen Körper hervorgeht, Luftverderbnisse hinzu, die eine grosse gesundheitliche Bedeutung haben. Die gesundheitliche Controle fand Bewohnung von Räumen, die nicht dafür bestimmt sein sollten, bei welchen die nothwendigsten Bedürfnisse, als ein Local für Privé, fehlten. Diese Verhältnisse machten eine Evacuirung räthlich. Die Befolgung der gleichen Gesundheitsregeln, die bei Ueberfüllung von Privatwohnungen ihre Berechtigung haben, ist auch in den temporären Wohnungsverhältnissen zu verlangen in Gewerben, welche, wie bei Logir- und Schenkwirthschaften, den Menschen zum Gegenstande des Gewerbes machen, ein Gesichtspunct, welcher bei dem Gewerbebetrieb Erwägung finden darf.

Wie vielfach die Regeln der Gesundheitspflege von Bauunternehmern missachtet werden und wie nothwendig die sachverständige Controle bei Neubauten ist und thatsächlich geübt werden sollte, das lehren wiederholt Beispiele. Ungeachtet der gesetzlichen Vorschriften der wasserdichten Latrinengruben, fanden sich im Jahre 1874 wiederholt in neu angelegten Strassen ganze Reihen von Häusern, deren Latrinen weder in Boden-, noch in Seitenmauerwerk cementirt angelegt waren. Von den im Jahre 1874 undicht befundenen 41 Latrinen waren 16 in den neuen Häusern der Römer- und Ritterstrasse. Die sämmtlichen durchlässigen Latrinen mussten unverzüglich cementirt werden. Auch die Verbindung der Privé- und Senkgruben mit dem Strassencanal, welche bekanntlich nicht gestattet ist, aber in einer neuen Anlage von einem Bauunternehmer eingerichtet worden war, musste von der Behörde sistirt werden. Die Lage eines die Luft eines Arbeitslocals verderbenden Privé, die Anlage von Privégruben in der Nähe von Brunnenschachten, die ordnungswidrige Einrichtung von provisorischen Privé's auf Bauplätzen gaben wiederholt zu Reclamationen der Adjacenten und zum reformirenden Einschreiten der Behörde Veranlassung.

Nicht so viel wie im Vorjahre gaben die Düngergruben in gesundheitlichem Interesse den Aufsichtsbehörden zum Einschreiten Anlass. Wegen ordnungswidriger Beschaffenheit, Verfall, ungehöriger Bedeckung und zumal wegen nicht cementirtem Mauerwerk, wurden in der Altstadt bei fünf Düngergruben, in der Neustadt bei einer, in der westlichen Vorstadt bei fünf und in der östlichen Vorstadt bei acht Düngergruben Untersuchungen angestellt und vorschriftsmässige Herstellung angeordnet.

4) Die öffentliche Reinhaltung der Stadt.

Als eine bedeutende öffentliche Anlage, welche die Förderung der öffentlichen Reinlichkeit der Stadt im Auge hat, sei in erster Linie der seit 1873 in der Ausführung begriffene Sammelcanal in der Hollerallee erwähnt, der die Spüljauche der Stadt abzuführen bestimmt ist und für den Canalisationsplan eine wesentliche Bedeutung hat. Der Plan der Verwendung des Canalwassers zur Berieselung von Ländereien ist jedoch über den Standpunct des Projectes noch nicht hinaus.

Die öffentliche Reinhaltung der Stadt wurde aber in dem letzten Betriebsjahre von der Behörde auch anderweitig mit Umsicht gepflegt. Wenngleich der Sinn für Reinlichkeit in der Bevölkerung durch das auch in das grössere Publicum gedrungene Verständniss für die Schädigungen, welche der öffentlichen Gesundheit aus den Anhäufungen der Auswurfstoffe in der Umgebung der Wohnungen erwachsen, neue Nahrung empfangen hat, so hat es doch nicht an Beispielen gefehlt, in welchen die Vorschriften der Gesundheitspolizei in Bezug auf die Verhütung einer längeren Lagerung von Auswurfstoffen selbst wider besseres Wissen missachtet werden. Der Widerstand gegen gesundheitliche Anordnungen, welche in den Augen der Betreffenden nicht selten das Privatinteresse zu verletzen scheinen, konnte in einzelnen Fällen nur durch wiederholte Strafandrohungen gebrochen werden. In anderen Fällen erschwert die Auffassung verschiedener Verwaltungsbehörden die rasche Beseitigung des gerügten Gegenstandes. Der öffentlichen Gesundheitspflege fehlen hier, wie überall in Deutschland, directe gesetzliche Vorschriften; während in England nach dem Nuisances removal Act in der Hand des Inspector of nuisances die ungesäumte Beseitigung aller Gesundheitsschädlichkeiten liegt, bedarf in den bestehenden Verhältnissen die Gesundheitspolizei in der Regel zunächst einer theoretischen Begutachtung der Gesundheitsschädlichkeit des vorliegenden Zustandes, bevor die Executive zur Ausführung kommen kann, ein Weg, der durch Umständlichkeit und divergirende Ansichten die Durchführung einer gesundheitlichen Anordnung nicht selten über die Gebühr erschwert.

Das Ablassen des Inhalts der Düngergruben, die Einschüttung von Privé - Eimern, von Blut und Blutwasser in die gegenwärtig bestehenden Strassencanäle, in welchen die Einführung dieser zu fauliger Zersetzung neigenden Flüssigkeiten verboten ist, die Entleerung der Privé-Eimer in Düngergruben, die verspätete Reinigung der Aborte, die Verunreinigung der Strassen durch Bauschutt, Kehricht und Dünger, das Mästen von Schweinen in der Stadt, die mangelnde Reinlichkeit in Hofplätzen, Gängen und Aborten, gaben wiederholt Anlass zum Einschreiten des Medicinalamts. In der warmen Zeit wurden Schulen, öffentliche Gebäude, Hotels und Wirthschaften in Bezug auf Reinhaltung und Desinfection der Aborte revidirt, sowie die Reinlichkeit der öffentlichen Retiraden und Pissoirs, bei denen Spülvorrichtungen eingeführt waren. Schon früher ist von Seiten des Gesundheitsraths die Vermehrung der Pissoirs angeregt worden, aber an keinem Orte ist das Bedürfniss dringender, als bei Schulen, sowohl aus gesundheitlichen als pädagogischen Gründen. Doch konnte in der Kirchspielschule von Unser Lieben Frauen diese sanitarische Maassregel nur nach wiederholter Anregung durchgeführt werden.

Die gemeinschaftlichen Wasserläufe und Canäle gaben wiederholt zu Klagen Veranlassung. Der einzelne Berechtigte sorgt zu häufig nicht für die gehörige Instandhaltung des Wasserlaufes, nimmt gegen die Nachbarn nicht die gebührende Rücksicht, wenn nur der ihn betreffende Theil des Wasserlaufes ungestört ist. Grosse gesundheitliche Unzuträglichkeiten gehen nicht selten aus dieser Rücksichtslosigkeit hervor, unter welchen alle Betheiligte leiden müssen und deren Beseitigung nur durch ordnungsmässige Reinigung zu erreichen war. Bei diesen gemeinschaftlichen Wasserläufen, die ursprünglich nur für Himmelwasser und gewöhnliches Abfallwasser bestimmt sein sollten, findet sich nicht selten die missbräuchliche Benutzung zur Abführung von Abfällen des Gewerbebetriebes. Versickerungstonnen für Abwässer wurden überall, wo sie entdeckt worden, möglichst beseitigt.

Bei der Bebauung früherer ländlicher Grundstücke an den Grenzen der Stadt werden die Anlagen für öffentliche Reinlichkeit nicht gleich in

Angriff genommen. Dies betrifft zunächst die Abführung der Abwässer, die in den für Himmelwasser ursprünglich bestimmten Gräben unerlaubter Weise eingeleitet werden und bei ungenügendem Gefälle zur Stagnation kommen. Derartige Zustände trifft man häufig an den Gräben frühererer Chausseen. Die in denselben vor sich gehende Zersetzung wird in warmer Zeit belästigend und muss für gesundheitsschädlich erklärt werden. Diese von Alters her überkommenen Wasserläufe an den Grenzen der Vorstädte gaben wegen übelriechender Ausdünstungen zu Reclamationen wiederholt Anlass. Dahin gehören die Gräben an den Grenzen des Bahnhofes, der Graben der Krankenanstalt und vor Allen der übel renommirte Abwässerungsgraben „Am schwarzen Meer", über welchen der Gssundheitsrath, wie schon wiederholt in den letzten Jahren, wiederum sich gutachtlich zu äussern Veranlassung hatte. Bei allen diesen Gräben fallen gesundheitlich bedeutende Missbräuche vor. Die gänzliche Beseitigung dieser gesundheitsschädlicheu Zustände, welche eine Aenderung der bestehenden Entwässerung voraussetzt, erfordert einen grossen Kostenaufwand und wird einer rationellen Regulirung der Canäle bei der Realisirung des Canalisationsprojectes vorbehalten bleiben müssen. Temporär konnte nur eine Besserung durch gehörige Reinigung der Wasserläufe erzielt werden. In neu angelegten Strassen, sowie in älteren Strassen an den äussersten Grenzen der Vorstadt (Gröplingerdeich), ohne lebhaften Verkehr, kommen nicht selten grobe Unordnungen vor. Die Entbehrung einer gehörigen Bepflasterung der Fahrbahn, der Mangel der nothwendigsten städtischen Anlagen, giebt in diesen Fällen zu Verunreinigungen des Strassenweges Anlass, die zu den einflussreichsten Gesundheitsschädlichkeiten zählen. Die Beseitigung dieser Uebelstände fällt der Obhut der höheren Verwaltungsbehörden anheim.

Die üblen Ausdünstungen des Stadtgrabens während der Sommerzeit gaben der Sanitätsbehörde den Anlass, den Gesundheitsrath mit einem Gutachten zu beauftragen über den Einfluss dieser Ausdünstungen auf den gesundheitlichen Zustand der Stadt. Die nähere Untersuchung hat ergeben, dass diese Ausdünstungen in nächster causaler Beziehung stehen zu einer kleinen Alge (Cocodea viridis). In der warmen Sommerzeit entwickelt sich, unter dem Einfluss der Wärme, des Sonnenlichts und des Mangels an Strömung, diese in der Weser heimische Alge in solcher Ausdehnung in dem Stadtgraben, dass dieser eine vollständig grüne Färbung annimmt. Die üblen Ausdünstungen enströmen der an der Oberfläche des Wassers und an dem Uferrande in Fäulniss übergehenden Alge, wenn Theile derselben bei höherer Temperatur durch Verdunstung und durch das Sinken des Grundwassers blossgelegt werden. In den letzten trockenen Jahren waren diese Ausdünstungen bedeutender. Ein gesundheitsschädlicher Einfluss der Ausdünstungen des Stadtgrabens ist in der Regel nicht sicher zu constatiren gewesen, wenngleich man in dem letzten trocknen Jahre Fälle von Malaria-Erkrankungen in der Nähe des Stadtgrabens auf diese, den Maleria-Einflüssen analogen Ausdünstungen zurückzuführen veranlasst war. Aber auch abgesehen hiervon, bleiben die Ausdünstungen doch immer arge Belästigungen für die öffentlichen Spaziergänge, deren Einfluss auf die Gesundheit, wie in ähnlichen Fällen, kaum jemals exact darzuthun ist. Da die Alge schwerlich zu entfernen sein wird, bleibt nur eine Vermehrung der Wassermenge übrig, welche die Abnahme durch Verdunstung und Versickerung des Wassers ausgleicht, um der Fäulniss der an der Luft frei werdenden Alge entgegen zu wirken. Bei niedrigem Stande der Weser ist dies nur durch mechanische Hülfsmittel zu erreichen.

5. Gesundheitliche Aufsicht auf den Gewerbebetrieb.

Eine gesundheitliche Aufsicht auf den Gewerbebetrieb ist vorzugsweise bei neuen Gewerbsanlagen, bei Veränderungen derselben oder beim Wechsel der Besitzer derselben geübt worden. Die Vorschriften der Gewerbeordnung kommen in erster Linie den gesundheitlichen Forderungen der Umgebung zu Gute, dann aber auch den Interessen der Arbeiter. In häufigen Fällen hat der Gesundheitsrath Veranlassung gehabt, Prüfungen und Beurtheilungen von Gewerbsanlagen vorzunehmen. Diese Beurtheilungen sind nicht immer eine leichte Aufgabe, weil es sich mitunter um Anlagen handelt, deren technisches Verfahren neu und nur theoretisch bekannt ist. Von den gewerblichen Anlagen, welche zu Begutachtungen des Gesundheitsraths führten, sind folgende zu erwähnen:

1) Die Fabrik des sogenannten Essfettes, der Margarine, Sparbutter, eines durch Schmelzung von frischem Rindertalg mittelst heisser Dämpfe langsam ausgeschmolzenen reinen Fettes, welches an Stelle von Butter Verwendung findet. Die Verwendung der Rückstände zur Herstellung von Maschinenfett gab vorzugsweise zu Bedenken und Befürchtungen von sanitarischen Einflüssen und Belästigungen Anlass. Nur unter bestimmten die Umgebung schützenden Bedingungen konnte die Genehmigung der Fabrikanlage empfohlen werden.

2) In Betreff der Reisstärkefabrik, deren Betrieb unter Bedingungen gestattet war, wurde zu einer dauernden Controle die wieder-

holte Prüfung des Betriebcs und Berichterstattung über dieselbe angeordnet, um die Wirkung und Bedeutung der sanitarisch angeordneten Vorsichtsmaassregeln in der Erfahrung würdigen zu können Die wiederholten Untersuchungen ergaben, dass die abfliessenden alkalischen Abwässer für die Wassermenge der Weser von so geringer Bedeutung erschienen, dass die angeordnete Neutralisation der Abwässer vor dem Abflusse in die Weser bis auf Weiteres sistirt werden konnte.

3) Die neue Giesserei der Actiengesellschaft „Weser", eine neue Anlage, in welcher die Belästigungen und gesundheitlichen Einflüsse, welchen die Arbeiter in Giessereien oft ausgesetzt sind, durch zweckmässige Einrichtungen möglichst vermieden werden, und welche auch für die Umgebung und das Publikum keine besondere nachtheilige Uebelstände voraussichtlich herbeiführen wird.

4) Die Dampfausströmung einer Dampfmühle, die zu gesundheitsschädlichem Einflusse in dem naheliegenden Nachbarhause Anlass gab, musste als Gesundheitsschädlichkeit constatirt und die Abhülfe dieses Uebelstandes dringend empfohlen werden.

5) Die Anlage einer Darmbereitungsanstalt, die unter den gesundheitsschädlichen Anlagen in erster Reihe rangirt und mit der Abdeckerei fast auf einer Linie steht, wurde in bewohnten Stadttheilen beanstandet und auf das Land zu verlegen empfohlen.

6) Die Pferdeschlächtereien werden beständig zu einer Quelle von Belästigungen und gesundheitsschädlichen Einflüssen für die Umgebung. Der Geschäftsbetrieb begreift nicht nur die Herrichtung und den Verkauf des Fleisches zum Genusse, sondern erstreckt sich auch auf Arbeiten, die in der That zum Abdeckergeschäft gehören, nämlich auf die Herrichtung und Verwerthung der nicht zum Consum tauglichen Theile und Abfälle von Fleisch, des Fettes, der Hufe und Knochen. Dieser Theil des Betriebes verdirbt die Luft durch gesundheitsschädliche Ausdünstungen und inficirt den Boden durch gesundheitsschädliche Abwässer. Diese Einflüsse motiviren die Bedingung der Entfernung dieses Betriebes aus der Mitte bewohnter Stadttheile und die Verlegung auf das Land. Das Gutachten des Gesundheitsraths hatte den Beschluss zur Folge, dass Pferdeschlächtereien in Zukunft in der Stadt und in den Vorstädten nicht mehr zugelassen werden. Für die bestehenden Betriebe wurde empfohlen: 1) die Scheidung des Schlachtergewerbes des Fleischverkaufes von den Abdeckergeschäften, 2) eine strenge sanitarische Controle über die Untersuchung des Schlachtviehs durch die Thierärzte, 3) eine gelegentliche Prüfung der zum Consum hergestellten

Producte von Pferdefleisch, 4) die Controle der Abfälle, wie bei anderen Schlachtereien.

7) Zu den meisten Begutachtungen gaben die Anlagen von neuen Schlachtereien Anlass. Wenn die Anlage in bewohnten Strassen projectirt ward, so fehlten nicht die Reclamationen der Adjacenten. Diese Reclamationen zu vermeiden, haben die Bauunternehmer in der letzten Zeit angefangen, bei der Anlage neuer Strassen gleich eine Schlachterei mit zu projectiren, aus deren unbewohnten Nachbarhäusern keine Reclamationen erfolgen können. Von 12 Anlage-Projecten betrafen 8 die Stadt und die Vorstädte, von welchen 5 unter Bedingungen zur Genehmigung empfohlen und 3 beanstandet wurden, und zwar in 2 Fällen wegen Unmöglichkeit, die Abwässer aus dem tief liegenden Terrain gehörig abzuführen und wegen des die Nachbarn schädigenden Missbrauchs eines gemeinschaftlichen Abwässerungscanals; im dritten Falle ward nur die Beschränkung der Anlage auf das Verkaufslocal empfohlen. Von den übrigen 4 Schlachterei-Projecten wurden 2 in Hastedt und Walle zur Genehmigung unter Bedingungen empfohlen, die 2 andern in der Lehnstedterstrasse und Hermannstrasse am Buntenthorssteinweg wegen Beschränkung der Räumlichkeit und Schwierigkeit der Abwässerung beanstandet.

Für die Beanstandung der Anlage von neuen Schlachtereien waren, abgesehen von den Vorschriften der Baupolizei, für den Gesundheitsrath die Nichtbeachtung folgender gesundheitlicher Forderungen maassgebend: 1) Betreffend die Räumlichkeiten für den Gewerbebetrieb, ist von der Gesundheitspolizei zu verlangen die Trennung des Schlachthauses vom Wohnhause, um dessen Räume von den bei dem Gewerbebetriebe nicht zu vermeidenden üblen Ausdünstungen zu schützen, die Anlage des Schlachtraumes mit wasserdichtem Fussboden, mit Vorrichtungen zur Abwässerung und Ventilation, eine Lage des Ladens, welche eine directe Communication desselben mit Schlafräumen vermeidet, sowie die Einwirkung einer höheren Temperatur durch eine naheliegende Küche und wo möglich auch durch das Sonnenlicht. 2) Betreffend die Abfallstoffe, eine leichte Abführung der gewöhnlichen Spülwässer durch Canalleitungen, die Ableitung der mit Blut und animalischen Resten geschwängerten Abwässer in eine wasserdichte Grube, sowie die Ablagerung der festen Abfallstoffe in eine wasserdichte bedeckte Düngergrube, deren häufige Entleerung geboten ist. 3) Betreffend die Adjacenten, eine Lage und Benutzung der gewerblichen Anlage, welche die Belästigung und die gesundheitliche Schädigung der Nachbarn und deren Grundstücke vermeidet.

8) Das Gewerbe des Wirthschaftsbetriebes gab zu drei Begutachtungen Veranlassung. Es handelte sich um eine Logirwirthschaft für Auswanderer, mit welcher in der Regel eine Schenkwirthschaft verbunden wird, um eine Kellerwirthschaft und um eine Schenkwirthschaft. Die Logirwirthschaften für Auswanderer werden in der Regel in älteren gewöhnlichen Wohnhäusern eingerichtet, die für den beabsichtigten Zweck nicht selten viel zu wünschen übrig lassen. Da früher keine bestimmten sanitarischen Vorschriften über Logirhäuser bestanden, so suchten die Unternehmer das Local möglichst vortheilhaft auszunutzen, ohne die gesundheitlichen Forderungen ins Auge zu fassen, die so bedeutungsvoll sind, wo eine grössere Anzahl Menschen angesammelt und verpflegt wird. Die Untersuchung hatte sich in dem vorliegenden Falle auf die Passlichkeit des Locales für eine Auswandererwirthschaft zu erstrecken und auf die Normirung der den Räumlichkeiten angemessenen Zahl der Logirgäste. Die Begutachtung konnte die Genehmigung zur Concession nur empfehlen nach Erfüllung von wesentlichen sanitarischen Bedingungen, gegen welche in älteren Logirwirthschaften für Auswanderer nicht selten gesündigt wird.

Die Bedingungen, an welche die Gesundheitspolizei die Anlage von Logirwirthschaften knüpfen muss, betreffen:

1) Das Local. Hier kommt in Betracht die Lage und Oertlichkeit des Hauses, die Anlagen für die Abwässerung, die Einrichtung für die Beseitigung der Abfallstoffe, die Einrichtung, Lage und Zahl der auf die Zahl der Gäste berechneten Privé-Anlagen und Pissoirs, das Vorhandensein eines gesunden Trinkwassers und die Vermeidung von gesundheitsschädlichen Nebenbetrieben, als z. B. Vieh- und Schweinewirthschaft in engen Localen der Stadt. Für die Wohnung selbst ist eine gesundheitsmässige Beschaffenheit und Haltung derselben zu verlangen, z. B. auch ein jährliches Uebertünchen der Wände; Souterrain-Wohnungen, Wohnräume von unzulässiger Höhe oder unter dem Einflusse gesundheitsschädlicher Ausdünstungen sind zu verwerfen. Die Wohn- und Schlafräume müssen einen sicheren Zugang haben, trocken, hell, wo möglich sonnig sein und durch zu öffnende Fenster mit der Aussenluft in directer Verbindung stehen, um eine genügende Lüftung zu ermöglichen.

2) Das Mobiliar. Unter den Mobiliarstücken hat das Bett die grösste sanitarische Bedeutung. Nicht blos die Art desselben und die Reinlichkeit kommt hier in Betracht, sondern vor Allem ist der Gebrauch der Doppelbetten hervorzuheben, welche, die Ausnutzung des Raumes begünstigend, in allen Auswandererwirthschaften benutzt werden. Das Zusammen-

schlafen zu 2 oder 3 Personen fördert die Verbreitung übertragbarer Krankheiten, die Immoralität, die Unreinlichkeit. Entsprechend der sanitarischen Gesetzgebung Englands und Frankreichs empfiehlt es sich, die Doppelbetten ganz zu beseitigen oder nur auf ein Viertel der gesammten Bettenzahl zu beschränken. Ebenso sehr ist das in allen Wirthschaften gebräuchliche Uebereinanderstellen der Bettstellen, ähnlich wie die Schiffskojen, durchaus zu verwerfen.

3) Die Zahl der aufzunehmenden Gäste. Die Zahl der Schlafgäste kann sich nur nach der Grösse des Luftraumes der disponiblen Räume richten. Für jede Schlafstätte ist ein bestimmter Cubikinhalt festzusetzen. Für Erziehungsinstitute verlangt das Bairische Gesetz 20 Cubikmeter per Kopf. So sind als unbedingt nothwendiges sanitarisches Maass per Kopf 10 Cubikmeter (ca. 400 Cubikfuss) festzusetzen, unter welches bei dauernder Benutzung der Schlafstelle durch Schlafkostgänger nicht herabgegangen werden sollte. Leider findet man in den älteren Logirwirthschaften auch bei gewöhnlicher Belegung ein viel geringeres Maass, nämlich 3 bis 4 Cubikmeter per Kopf.

4) Die etwaige Veränderung in den Verhältnissen und in der Benutzung der Logirwirthschaft. Diese fordert vom sanitarischen Standpunkt eine sofortige Anzeige bei der Behörde und die Veranlassung einer erneuerten Prüfung der Wirthschaft.

Bei Speisekellern und Schenkwirthschaften kommen vorzugsweise die Grösse und der Cubikinhalt der Räume, die Helligkeit, Trockenheit und die gesunde Luftbeschaffenheit derselben in Frage, sowie die Möglichkeit, die Räumlichkeiten, welche für die Gäste bestimmt sind, zu ventiliren. Da die Zahl der Gäste nicht zu normiren ist, werden die in dieser Beziehung vorzuschreibenden Bestimmungen der Genauigkeit entbehren. Die Höhe der Schenklocale, die Ventilationseinrichtungen, die Lage und Zugänglichkeit der Privé- und Pissoir-Anlagen, die Reinlichkeit und Zulänglichkeit derselben nach der geschätzten Zahl der Gäste, sowie widrige Einflüsse auf die Luftreinheit sind maassgebende Fingerzeige für Qualität der Wirthschaft. Nur selten sind Keller zu Wirthschaften geeignet und für dieselben sind die sanitarischen Bauvorschriften für Wohnkeller Anhaltspunkte. In engen Verhältnissen werden erfahrungsgemäss, abgesehen von der durch die Gäste bedingten Luftverderbniss, die Nähe der Küchen, die Erleuchtungsmittel und die Aborte der nur unvollkommen zu erneuernden atmosphärischen Luft des Kellerraumes beständige Verunreinigungen hinzuführen.

6) Schulgesundheitspflege.

Ueber Einrichtungen und gesundheitliche Verhältnisse von Schulen sind 1874 vom Gesundheitsrathe mehrere Begutachtungen gegeben. Dieselben betrafen die ihrer Vollendung entgegengehende Hauptschule, die Einrichtung der Domschule und den Ausbau eines Dorfschulhauses.

Für die Hauptschule handelte es sich um die Prüfung von 2 Modellen der Subsellien. Für die Vor- und Handelsschule war die Kunze'sche Schulbank in Aussicht genommen, für das Gymnasium eine Nachahmung der Varrentrapp'schen Bank. Wegen der entgegen dem ursprünglichen Bauprojecte nothwendig befundenen Einschränkung der Klassenzimmer konnten nur dreisitzige Subsellien verwandt werden. Der Gesundheitsrath konnte nur die Kunze'sche Schulbank empfehlen, die sich der Nothwendigkeit anpassen und sehr gut dreisitzig verwenden lässt, während die durch eine Null-Distanz modificirte Varrentrapp'sche Bank, die immer nur zweisitzig angewandt werden soll, zu drei Sitzen grosse Unbequemlichkeiten hat. Auch gegen die in dem Programm enthaltene Bestimmung, dass in jeder Klasse nur eine Grösse von Subsellien aufgestellt werden soll, sprach sich der Gesundheitsrath aus anerkannten sanitarischen Gründen aus und empfahl die Subselliengrösse nach der thatsächlichen Körpergrösse der Schüler zu wählen und in jeder Klasse wenigstens zwei Grössenformen der Subsellien aufzustellen; allein die gesundheitlichen Rücksichten mussten hier den bestehenden pädagogischen Ansichten weichen.

Eine fernere Begutachtung betraf den Einzug in die neue Hauptschule, die gegen Schluss des Jahres im Wesentlichen für vollendet erklärt war, und in Bezug darauf die Frage, ob die Austrocknung der Mauern genügend sei und die Ingebrauchnahme des Gebäudes empfohlen werden könne. Die vor der Medicinal-Commission in Gemeinschaft mit dem Gesundheitsrathe vorgenommene Prüfung der geheizten Schulräume ergab, dass dem Umzuge in das neue Schulgebäude zu Anfang des neuen Jahres in dieser Beziehung kein gesundheitliches Bedenken im Wege stehe.

Die Aenderung der früheren Domprediger-Wohnung in ein Schullocal ohne besonderen Umbau konnte wegen Unzulänglichkeit der cubischen Raumverhältnisse und wegen der nicht zu verhütenden übermässigen Erhitzung der Dachzimmer zur Sommerzeit den sanitarischen Anforderungen, die an eine Schule zu stellen sind, nur sehr unvollkommen genügen; indessen wurde die Schuleinrichtung nur als eine provisorische bezeichnet, und dieser Auffassung Rechnung tragend, beschränkte sich der Gesundheitsrath auf die Empfehlung verschiedener sanitarischer Einrichtungen und Verbesserungen.

Das Bauproject für den Umbau der Dorfschule zu Arsten konnte der Gesundheitsrath nur unter Hinzufügung mehrerer gesundheitlicher Veränderungen empfehlen.

7. Begräbnisswesen.

Das Begräbnisswesen unserer Stadt wurde im Jahre 1874 durch gesetzliche Vorschriften neu geregelt, welche für die Benutzung der neuen Friedhöfe zu Rhiensberg und Walle, die ihrer Vollendung entgegen gingen, und für die Schliessung der altstädtischen Begräbnissplätze erforderlich waren. Schon vor der Ingebrauchnahme der neuen Begräbnissplätze wurde über den Friedhof zu Rhiensberg die Befürchtung rege, dass der Grund zu niedrig liege und bei steigendem Grundwasser von Nässe leiden werde. Bei der Untersuchung hat sich ergeben, dass der Grund nicht wasserfrei, der Boden ungleichartig sei und aus Sand-, Moor- und Twaa-Schichten in ungleichartiger Höhe bestehe. Eine ausgedehnte Drainage wurde vorgenommen, durch welche der Boden trocken gehalten werden und das über der Twaa-Schicht stehende Wasser bis auf eine Tiefe von 12 Fuss gesenkt werden sollte. Indessen ungeachtet des gegenwärtig niedrig stehenden Grundwassers, zeigte sich doch bei neun Fuss Tiefe in den Gräbern der Beginn der Wasserschicht. Die Erfahrung muss ergeben, wie bei steigendem Grundwasser der Boden sich verhalten wird. Der Friedhof in Walle soll in Sand liegen und angeblich einen trockenen Boden haben. Die oben erwähnten Gesetze, betreffend die Schliessung der altstädtischen Begräbnissplätze, enthielten im § 4 die Bestimmung, nach welcher „die Besitzer von Grabstellen jeder Zeit berechtigt sein sollten, in Gemässheit der zu ertheilenden Anweisung, die in den Grabstellen befindlichen Leichen nach einem der neuen Friedhöfe überzuführen.“ Als dem Gesundheitsrathe die Aufforderung zuging, für die Ueberführung der Leichen die sanitarischen Vorschriften anzugeben, musste zunächst hervorgehoben werden, welche gewichtige gesundheitliche Bedenken einer Massenüberführung von Leichen von einem Friedhofe zum andern entgegenstehen, von welcher die Tragweite der aus derselben möglicher Weise entstehenden Gefahren bei der Beschlussfassung über die Berechtigung wohl kaum gehörig gewürdigt worden war. Die Erwartung, dass von der Berechtigung wenig Gebrauch gemacht werde, fand schon bald ihre Widerlegung darin, dass binnen wenigen Tagen allein von einem der älteren Begräbnissplätze angeblich schon 800 Anmeldungen für die Ueberführung geschehen sein sollten. Das Gutachten des Gesundheitsraths gab am 21. April 1875 im Senate und der Bürgerschaft zu weiteren Erwägungen Veranlassung, aus welchen der Beschluss hervorging, die Ueberführung der Leichen gänzlich zu untersagen.

Die Frage der Leichenverbrennung wurde im Kreise der Sanitätsbehörde wiederholt besprochen und eine Commission beauftragt, die Entwicklung dieser Bestattungsweise an anderen Orten zu verfolgen. Obwohl der von der Commission erstattete Bericht über die Ausführbarkeit und die versuchten Modalitäten der Feuerbestattung günstig lautete, so erschien auch für die facultative Einführung der Leichenverbrennung zur Zeit die Sache noch nicht reif. Der Gesundheitsrath erhielt zunächst den Auftrag, die hygienische Seite der Leichenverbrennung zu begutachten.

Die leicht mögliche Uebertragung ansteckender Krankheiten durch Leichen an ansteckenden Krankheiten Verstorbener, welche zum Zweck der Beerdigung aus den Krankenanstalten nicht selten in die Privathäuser übergeführt werden, gab der Medicinal-Commission Anlass zu einem Regulative, welches bestimmt, dass Leichen von an ansteckenden Krankheiten, als an Blattern, Typhus, Scharlach, Diphtheritis und an asiatischer Cholera Verstorbener, sowie Leichen in höherem Grade der Zersetzung aus dem Sterbehause in andere bewohnte Gebäude nicht übergeführt werden dürfen.

8 Gesundheitliche Aufsicht auf technische Verwendung von Giften.

Der Verkauf von gifthaltigen, mit Arsenik gefärbten Kleiderstoffen, Geweben und Tapeten kommt noch immer vor und gab dem Medicinalamte zu Beauftragung einer chemischen Untersuchung und Verwarnungen durch die öffentlichen Blätter Anlass.

Ueber zinnerne Flüssigkeitsmaasse, welche nach der Verordnung von 1871 nicht mehr als $^1/_6$ Bleilegirung enthalten dürfen, wurden mehrfache Untersuchungen angestellt, durch welche in einzelnen Fällen Gefässe mit 40 % Blei constatirt worden sind.

9) Curpfuscherei und Geheimmittelwesen.

Die Curpfuscherei und das Geheimmittelwesen macht in den öffentlichen Blättern noch täglich sich breit mit grossartigen Anpreisungen, welche Alles versprechen und nur zu häufig üble Folgen haben. Der Vertrieb von Geheimmitteln auch von auswärts gab zu Untersuchungen wiederholt Veranlassung.

Die sogenannte „Zeiller'sche Heilanstalt für Lungen- und Leberleiden (Dr. Carl Zeiller) in Stuttgart" hatte auch hierher die von ihm angepriesenen Medicamente verkauft, bestehend aus einem „Hustenwasser", einer „Hustenlatwerge" und aus „Säuberungstropfen". Die Untersuchung ergab, dass das Hustenwasser nur aus Kalkwasser bestand, von welchem 1 bis 4 Liter in 24 Stunden getrunken werden sollten; die Hustenlatwerge war Kalkbrei mit Magnesia, von welcher zu Wallnussgrösse 4 mal täglich zu nehmen empfohlen war. Die Säuberungstropfen endlich bestanden aus einer starken Lösung Eisenvitriol, die mit Bittersalz genommen werden sollte. Auf eine durch das Medicinalamt veranlasste Anzeige bei der Polizei-Direction in Stuttgart wurde Carl Zeiller, der weder Arzt ist, noch den Doctortitel hat, zur Rechenschaft gezogen.

Ein anderer schwindelhafter Vertrieb eines Geheimmittels geschah durch E. Giebel in Berlin mit einer sogenannten „Substanz d'Alfieri", welche für innerlichen Gebrauch nach der Untersuchung nur aus unreinem Zucker, und „Substanz d'Alfieri" II. Grad für äusserlichen Gebrauch, welche aus gelb gefärbtem Bleiessig bestand. Die Untersuchung in Berlin konnte den Verkauf der Substanzen nicht mehr nachweisen.

Der Verkauf der sogenannten Rheumatismussalbe der Frau Hungerford, bestehend aus Crotonöl, Campher, Terpentinöl und Fett, veranlasste das Einschreiten des Medicinalamtes und nach Urtheil des Polizeigerichts die Bestrafung des Verkäufers und die Confiscation des Vorraths an Salbe.

Unter dem Namen Mohrmann aus Nossen trieb ein sächsischer Schneider (Welsch) Curpfuscherei mit dem Abtreiben von Bandwürmern, zu welchem Zweck von ihm ein bekanntes Bandwurmmittel, das Extract der Farrenkrautwurzel in grossen Mengen, im Verein mit Ricinusöl in Zuckersaft angewandt und für 4 Thaler verkauft wurde. Derselbe wurde wegen Führung eines falschen Namens und wegen Verkaufs von Arzneien, deren Handel nicht freigegeben, zur Rechenschaft gezogen und bestraft. Derselbe Mohrmann umgeht jetzt die Verordnung vom 3. Januar 1875, indem er sein Mittel den Apothekern in Nossen in Commission gegeben hat (cf. Aerztl. Vereinsblatt, 40).

Endlich wurde eine angebliche Frau Phipps in Untersuchung gezogen, welche Heilkunde ausübte, Schwindsüchtige und Wassersüchtige in die Cur nahm und Medicamente verkaufte. Auch diese verurtheilte das Polizeigericht wegen Uebertretung der Reichsverordnung.

10) Gesundheitliche Maassregeln zur Abwehr von Krankheiten.

Wenngleich im Jahre 1874 keine Thatsache vorlag, die Einschleppung von ansteckenden Krankheiten aus dem Innern von Deutschland zu befürchten und man deshalb auch keine Veranlassung fand zu besonderen vorbauenden Maassregeln, so liessen die Medicinalbehörden eine mögliche Einschleppung von Infectionskrankheiten auf dem Seewege doch bei keiner Gelegenheit aus dem Auge. So machte am 16. März, um die Seeschiffer zur Vorsicht zu veranlassen, die Medicinal-Commission die öffentliche Mittheilung, dass in Helsingfors die Blattern herrschten. — Ueber die sanitarischen Vorsichtsmassregeln in Betreff der Einführung des Nachlasses eines in Havana am gelben Fieber verstorbenen Mannes, sowie über die Einführung der Effecten eines in Costa Rica an der Schwindsucht Verstorbenen hatte der Gesundheitsrath sich gutachtlich zu äussern.

Mehrfache Anzeigen über das Vorkommen contagiöser Krankheiten führten zu keinen allgemeinen Vorbauungsmaassregeln, da die Erkrankungen nur sporadisch blieben. Die Sommerzeit veranlasste zur Einschärfung der Desinfectionsmaassregeln von Aborten in Gasthäusern und öffentlichen Localen. Der Vorsichtsmaassregeln, betreffend die Verhütung der Trichinenkrankheit, ist schon gedacht worden.

Die von den Polizeiärzten geübte gesundheitliche Ueberwachung des Prostitutionswesens, welche zur Beschränkung der Verbreitung der Syphilis, die Ermittelung der Erkrankung der Prostituirten an Syphilis und die Sorge für deren ärztliche Behandlung im Krankenhause sich zur Aufgabe macht, führte 1874 in Bremen zur Constatirung von 67 syphilitischen Erkrankungen (constitutionelle Syphilis 21, Krebs 1, Blennorhoea 45) bei 48 Individuen, über denen vier 5 mal, eine 4 mal dem Krankenhause zur Behandlung überwiesen wurden.

In Bremerhaven kamen nur 5 syphilitische Erkrankungen unter den Prostituirten vor.

Die Wichtigkeit dieses Zweiges der öffentlichen Gesundheitspflege und der Nutzen umsichtig geleiteter Vorbauungsmaassregeln gegen die Zunahme der Syphilis wird illustrirt durch die grosse Ausbreitung, welche die syphilitischen Erkrankungen in der Bevölkerung mancher Städte gefunden haben. Kohn berechnet, dass in Wien vorzugsweise unter den Altersklassen von 18 bis 35 Jahren beider Geschlechter die Zahl der an syphilitischen Erkrankungen Leidenden 76 per Mille beträgt (Wiener medic. Presse 1872).

C. Heilpersonal und die Heilanstalten.

I. Das Heilpersonal.

1) Die Aerzte.

Zu Ende des Jahres 1873 betrug die Zahl der Aerzte in der Stadt Bremen 58, nämlich:

1) Practische Aerzte vom Civil . . .	55
2) Arzt ausschl. für die Krankenanstalt	1
3) Practische Aerzte vom Militair . .	2
4) Assistenzärzte der Krankenanstalt .	3
In Summa	61

Im Jahre 1874 ist verzogen 1 Arzt und sind hinzugekommen 4 Aerzte, so dass zu Ende des Jahres 1874 folgende waren:

1) frei practisirende Civilärzte . .	58
2) ausschl. für die Krankenanstalt	1
3) active Militairärzte	2
4) Assistenzärzte	3
Summa	64

In Vegesack ist die Zahl von 3 practisirenden Civilärzten unverändert geblieben, indessen in Bremerhaven hat sich die Zahl der Civilärzte durch Tod und Wegzug von 5 auf 3 vermindert. Im Gebiete am rechten Weserufer ist, wie bisher, ein practischer Arzt domicilirt. Die Gesammtzahl der Aerzte im Bremischen Staate beträgt 71.

Der Medicinalordnung entsprechend, gaben dem Gesundheitsrathe auf Erfordern der Medicinal-Comission die folgenden ärztlichen Verfahrungsweisen zu gutachtlichen Aeusserungen Veranlassung, als: die unterlassene Anzeige eines Selbstmordes und der fälschlich über die Todesursache ausgestellte Todtenschein, die Ausstellung eines in Folge flüchtiger Untersuchung unrichtigen Todtenscheins, die nicht rechtzeitige Einsendung der Impflisten, die ungenügende Untersuchung und durch falsche Beurtheilung veranlasste Verletzung des Rufes von 2 Kranken, die ärztliche Vernachlässigung eines durch Verbrennung Verletzten, die Beurtheilung eines gerichtsärztlichen Ausspruches.

Die Zahl der Zahnärzte war 1874 in Bremen 10, in Bremerhaven 1.

Zu den nicht approbirten Medicinalpersonen, welche sich mit der

Behandlung kranker Menschen befassen, gehören die Vorsteher der Institute für die Schwedische Heilgymnastik.

Die Zahl der Thierärzte beträgt 5.

Die Zahl der geprüften ärztlichen Gehülfen betrug im Jahre 1873 27 und war im Jahre 1874 24, in Bremerhaven 3 und zu Ende des Jahres 2, die Zahl ausgebildeter Krankenpfleger in Bremen 15, in Vegesack 4, in Bremerhaven 10, frei practisirende Krankenpflegerinnen 28, Wochenwärterinnen 59, Diaconissinnen 7, Schwestern der evangelischen Diaconissenanstalt ausser dem Hause 3, barmherzige Schwestern des St. Josephstiftes 8.

Ueber das Verhalten einer Wochenwärterin bei einer Entbindung hatte der Gesundheitsrath auf Aufforderung der Medicinal-Commission sich gutachtlich zu äussern.

2) Das Apothekerwesen.

Die Zahl der Apotheken im Bremischen Staate im Jahre 1873 betrug 12, nämlich in Bremen 9, in Vegesack 1 und in Bremerhaven 2; ausserdem waren in der Krankenanstalt und nur für diese bestimmt, eine Apotheke, im evangelischen Diaconissenhause und in der Heilanstalt des Dr. H. Engelken zu Rockwinkel Dispensiranstalten vorhanden. Im Jahre 1874 wurde eine Filialapotheke in dem Gebiete am rechten Weserufer in Horn und eine Dispensiranstalt in der neuen Strafanstalt zu Oslebshausen eröffnet. Die Apotheken werden betrieben: eine mit 1 Gehülfen, eine mit 2 Gehülfen und 1 Lehrling, eine mit 2 Gehülfen und 2 Lehrlingen, drei mit 2 Gehülfen, eine mit 2 Theilhabern, 3 Gehülfen und 2 Lehrlingen, eine mit einem Administrator.

Pharmaceutisches Personal in Bremen: 9 Besitzer, 2 Theilhaber, 1 Administrator, 8 approbirte Gehülfen, 12 nicht approbirte Gehülfen und 5 Lehrlinge; in Bremerhaven: zwei Besitzer, und eine Apotheke mit einem approbirten und eine Apotheke mit einem nicht approbirten Gehülfen; in Vegesack: ein Besitzer, eine Apotheke mit einem approbirten und einem nicht approbirten Gehülfen.

Von den bestehenden Apotheken wurden die neue Filialapotheke in Horn, die der Krankenanstalt und die Dispensiranstalt in der Strafanstalt revidirt. Die controlirenden Lehrlingsprüfungen wurden zeitweise von der Commission des Gesundheitsraths und bei zwei Lehrlingen die Prüfung zu Gehülfen vorgenommen und dieselben als Apothekergehülfen zugelassen.

3) Das Hebammenwesen.

Die Zahl der 1873 practisirenden Hebammen betrug in Bremen: 38, in Vegesack: 2, in Bremerhaven: 6, im Landgebiete am rechten Weserufer: 12, am linken Weserufer: 8. Im Jahre 1874 wurden vom Gesundheitsrathe 4 Hebammen geprüft und zur Zulassung empfohlen, von welchen eine für die Krankenanstalt, zwei für die Stadt und eine für das Landgebiet bestimmt waren.

Nur in einem Falle hatte der Gesundheitsrath über die angebliche Vernachlässigung eines Kindes sich gutachtlich zu äussern, sonstige Pflichtwidrigkeiten fielen nicht vor.

II. Heilanstalten.

1. Die Krankenanstalt, ein allgemeines Civil-Krankenhaus, umfasst

a) das Krankenhaus mit 274 Betten;
b) das Absonderungshaus mit 30 Betten;
c) die Baracke mit 60 Betten;
d) das Irrenhaus mit 83 Betten.

Die behandelnden Aerzte sind: Dr. Scholz, dirigirender Arzt, Dr. Stadler, Dr. Strube.

Die Frequenz der Krankenanstalt war im Jahre 1874 bei einem günstigem Gesundheitszustande unter der erwachsenen Bevölkerung nicht gross.

Bestand am 1. Jan. 1874:	121 Männer,	94 Weiber,	zus. 215.
Zuzug im Jahre 1874:	1203 „	615 „	„ 1818.
	1324 Männer,	709 Weiber,	zus. 2033.
Davon entlassen:	1131 M.	565 W.	zus. 1696
„ gestorben:	94 „	57 „	„ 151
Abgang	1225 Männer,	622 Weiber,	zus. 1847.
Bestand am 31. December:	99 Männer,	87 Weiber,	zus. 186.

Die Zahl der verpflegten Kranken und der Bestand im Anfange und am Schluss des Jahres ist seit zehn Jahren nicht so gering gewesen. Die Verringerung der Krankenaufnahme gegen das Jahr zuvor betraf die innere Abtheilung, die Gebär-Abtheilung und das Irrenhaus, während die chirurgische und die Augenkranken-Abtheilung eine geringe Zunahme der Krankenzahl zeigten. Es wurden verpflegt:

Innere Abtheilung:	347 M.,	217 W.,	zusammen 564
Syphilitische Abtheilung:	101 „	94 „	„ 195
Krätz-Abtheilung:	313 „	67 „	„ 380
Gebär-Abtheilung:	— „	37 „	„ 37
Chirurgische Abtheilung:	355 „	132 „	„ 487
Augenkranken-Abtheilung:	103 „	106 „	„ 209
Irrenhaus:	105 „	56 „	„ 161
	1324 M.,	709 W.,	zusammen 2033

Die Zahl der Verpflegungstage betrug 82,754, der höchste tägliche Krankenbestand 252, der niedrigste 196, der mittlere 226.

Die Behandlungsresultate gestalteten sich folgendermaassen:

					Summa
Es sind entlassen: gesund	1462				
„ „ „ gebessert	152	1131 M.,	565 W.		1696
„ „ „ ungebessert	82				
„ „ gestorben	151	94 „	57 „		151
„ „ Bestand verblieben	186	99 „	87 „		186
	2033	1324 M.,	709 W.		

Die Krankenanstalt hat auch im Jahre 1874 in ihren Gebäulichkeiten manche Verbesserungen erfahren. Der Gesundheitsrath hat sich von dem befriedigenden Zustande sowie von den guten Leistungen der Anstalt, in specie von der guten Qualität der Speisung überzeugt bei den Revisionen am 27. Februar und 27. October, welche letztere von der Medicinal-Commission in Begleitung des Gesundheitsrathes vorgenommen wurde. Diese gemeinschaftliche Visitation hatte zunächst den Zweck, die Sammelgruben der Closettabgänge einer Prüfung zu unterziehen. Bei der Zunahme der Anstalt genügen die Sammelgruben nicht mehr für die Quantität der Fäcalstoffe und Abwässer. Der tägliche Zufluss zu den meisten Ansammlungs-Bassin's, welche durch wasserdichte Brunnenschächte gebildet werden, hat ein beständiges Gefülltsein derselben zur Folge. Die Ueberfüllung kann nur durch kleine Ableitungsgräben, welche in den Umfangsgraben der Krankenanstalt münden, verhütet werden. Aber diese Zuflüsse aus der Sammelgrube haben bei dem Umfangsgraben der Krankenanstalt, der bei niedrigem Grundwasser wenig Wasser enthält und theilweise auch trocken ist, eine Verunreinigung des Wassers bewirkt, die der Beseitigung dringend empfohlen wurde.

2) Das Kinderkrankenhaus hat Raum für 60 Betten. Die behandelnden Aerzte sind: Dr. Pauli, Dr. Dreier. Die Frequenz war im

Jahre 1874 etwas grösser als im Vorjahre, vorzugsweise durch Infectionskrankheiten bedingt. Die Gesammtzahl der Verpflegungstage betrug 17,366, der höchste Bestand war 57, der kleinste 48, der mittlere 47,3. Die Verpflegungsresultate gestalteten sich folgendermaassen: Am Schluss des Jahres 1873 verblieb ein Bestand von:

	Knaben	Mädchen	Summa
	28	23	51
aufgenommen sind im Jahre 1874 .	48	56	104
	Knaben	Mädchen	Summa
Im Jahre 1874 sind behandelt . .	76	79	155
Von diesen sind entlassen	32	33	65
„ „ „ gestorben	16	18	34
„ „ „ als Bestand verblieben	31	25	56

Die grössere Sterblichkeit wurde bedingt durch Infectionskrankheiten und Ernährungsstörungen.

Es wurden behandelt an

Infectionskrankheiten	35,	davon gestorben	13	(Scharlach 2, Masern 5, Diphtheritis 3, Typhus 2, Syphilis 1.)
Störungen der Entwicklung und Ernährung . . .	40,	„ „	13	(Rhachitis 2, Atrophie 6, Scropheln 2, Tuberculose 3.)
Organ. Krankheiten:				
a) der Haut u. Muskeln	6,	„ „	—	
b) d. Knochen u. Gelenke	38,	„ „	2	(Gelenkkrankheiten.)
c) des Nervensystems u. der Sinnesorgane	18,	„ „	—	
d) der Athmungsorgane	13,	„ „	6	(Croup 3, Bronchitis 2, Lungencatarrh 1.)
e) d. Verdauungsorgane	5,	„ „	—	
Erkrankungen	155,	Sterbefälle	34.	

3) Die evangelische Diaconissenanstalt. Die behandelnden Aerzte sind: Dr. Lorent, Dr. Pauli. Die Diaconissenanstalt hat 32 Betten zur Verfügung und im Jahre 181 Kranke verpflegt; der höchste Bestand war 32 Kranke, der niedrigste 9, der mittlere 19 Kranke. Die Gesammtzahl der Verpflegungstage im Jahre 1874 betrug 6865 (gegen 5195 im Jahre 1873). Das Ergebniss der Verpflegung gestaltete sich folgendermaassen:

	M.	W.	zusammen
Am 31. December 1873 sind in Behandlung geblieben . . .	15 M.	6 W.,	zusammen 21 Kranke,
im Jahre 1874 sind aufgenommen	91	„ 69 „	„ 160 „
„ „ „ „ im Ganzen behandelt	106	„ 75 „	„ 181 „
Von diesen sind entlassen . . .	82	„ 44 „	„ 126 „
„ „ „ gestorben . . .	9	„ 21 „	„ 30 „
„ „ „ in Behandlung geblieben bis 31. December . .	15	„ 10 „	„ 25 „

Auf der weiblichen Abtheilung sind neben den an acuten Krankheiten Leidenden nicht wenige Sieche und solche, die an unheilbaren Leiden erkrankt, einer längeren Pflege bedurften, aufgenommen, weshalb das Mortalitätsverhältniss hier immer ein ungünstigeres erscheint, während auf der Männerabtheilung viele der in den Fabriken der westlichen Vorstadt zu Schaden Gekommenen Zuflucht suchten. Hier war die Zahl der chirurgischen Krankheiten grösser und die Genesungsresultate günstiger.

Es wurden behandelt:

an Infectionskrankheiten .	35,	davon gestorben an Typhus	2
„ Störungen d. Ernährung	20	„ „ „ Altersschwäche . .	2
		„ Krebs	2
„ organisch. Krankheiten:			
a. Haut und Muskeln .	22	„ „ „ Verbrennung . .	1
b. Knochen u. Gelenke	23	„ „ „ Knochenentzündung	1
		„ Knocheneiterung .	1
		„ Knochenbruch . .	1
c. Gefässsystem . .	5	„ „ „ Organ. Herzfehler .	1
d. Nervensystem und Sinnesorgane . . .	11	„ „ „ Gehirnerschütterung	1
		„ Lähmung . . .	2
e. Athmungsorgane .	38	„ „ „ Bronchitis . . .	1
		„ Lungenentzündung .	2
		„ Lungenschwindsucht	8
		„ Lungenabsess . .	1
f. Verdauungsorgane .	17	„ „ „ Unterleibsentzündg.	1
		„ Darmverschlingung .	1
g. Harnkrankheiten . .	6		
h. Geschlechtskrankheiten	3	„ „ „ Eierstocksgeschwulst	1
	181		

An Operationen wurden vollführt: die Amputation des Oberschenkels, die Operation des Brustkrebses, die Ovariotomie je einmal.

Krankenpflege ausser dem Hause leistete die Diaconissenanstalt in 23 Familien 613 Tage Krankenpflege und ausserdem in 8 Familien 17 Nächte Nachtwachen.

4) Das St. Joseph-Stift. Die behandelnden Aerzte sind: Dr. Nagel, Dr. Betke. Das St. Joseph-Stift hat 24 Betten zur Verfügung und im Jahre 1874 159 Kranke verpflegt; der höchste Bestand war 24, der geringste 15, der mittlere 16 Kranke. Die Gesammtzahl der Verpflegungstage betrug 5759. Das Ergebniss der Verpflegung war das folgende:

Am Schlusse des Jahres 1873 verblieb ein Bestand von	7 M.,	7 Fr.,	14 Kranke,
im Jahre 1874 sind aufgenommen . . .	71 „	74 „	145 „
„ „ „ „ im Ganzen behandelt	78 M.,	81 Fr.,	159 Kranke.
Von diesen sind entlassen	55 „	60 „	115 „
„ „ „ gestorben	10 „	10 „	20 „
„ „ „ in Behandlung geblieben .	13 „	11 „	24 „

Der Confession nach waren die Kranken:

Kathol. Confession . . .	8 M.,	16 W.
Evangel. „ . . .	70 „	65 „
	78 M.,	81 W.

Von diesen Kranken sind behandelt:

1) an Infectionskrankheiten	22,	davon gestorben an Scharlach . . .	1
		„ Ruhr	1
		„ Rheuma	1
2) Störungen d. Entwickelung und Ernährung . . .	8	„ „ „ Alterschwäche . .	1
3) organischen Krankheiten:			
a. der Haut und Muskeln	12		
b. der Knochen u. Gelenke	9	„ „ „ Knocheneiterung .	2
c. des Gefässsystems . .	5	„ „ „ Organ. Herzfehler .	1
d. des Nervensystems und der Sinnesorgane . .	8	„ „ „ Gehirnentzündung .	1
		„ Schlagfluss . . .	2
e. der Athmungsorgane .	20	„ „ „ Croup	1
		„ Lungenschwindsucht	8
Transport .	84	Transport .	19

Transport	84	Transport	19
f. der Verdauungsorgane	11		
g. der Harnorgane . . .	4		
h. der Geschlechtsorgane	2		
Summa der Kranken	101	davon gestorben	19

Ausserdem wurden behandelt 58 Augenkranke, bei welchen 70 verschiedene Operationen auszuführen waren.

An grösseren Operationen wurden vollführt: die Amputation des Brustkrebses, die Exstirpation des Gebärmutterkrebses, die Operation eines Darmrisses, die Tracheotomie bei Croup, die Exarticulation des Oberarms, die Resection des Oberarms und die Exarticulation zweier Finger.

Die Krankenpflege ausserhalb des Hauses ward durchschnittlich von 8 Schwestern geübt bei 143 Protestanten, 12 Katholiken und 3 Israeliten, und zwar während 3096 Tagen und 2970 Nächten.

5) Das Baracken-Hospital zu Bremerhaven wurde im Jahre 1874 eröffnet und besteht aus einer Lazareth-Baracke mit 42 Betten und einer Isolir-Baracke mit 26 Betten. Der behandelnde Arzt ist Dr. Soldan. Ein Jahresbericht liegt noch nicht vor.

6) Die Privat-, Heil- und Pflege-Anstalt für Nervenleidende und Geisteskranke des Dr. H. Engelken jun. zu Rockwinkel hat im Jahre 1874 38 Kranke verpflegt, (1873: 35 Kranke, 1872: 39, 1871: 43 Kranke), und zwar 14 hiesige, 24 fremde. Die Zahl der Verpflegungstage betrug 7837. Die Behandlungsresultate gestalteten sich folgendermaassen:

Es sind in Behandlung geblieben am 1. Jan. 1874	10 M.	9 Fr.	19 Total.
„ „ aufgenommen im Jahre 1874	11 „	8 „	19 „
Summa . .	21 M.	17 Fr.	38 Total.
davon sind entlassen, geheilt	4 „	2 „	6 „
„ „ „ gebessert	1 „	5 „	6 „
„ „ „ ungeheilt	2 „	1 „	3 „
„ „ „ gestorben	1 „	2 „	3 „
„ „ in Behandlung geblieben am 31. December 1874	13 „	7 „	20 „

7) Die Augenklinik von Dr. Strube ist zu Ende des Jahres 1873 eröffnet worden. Die Augenklinik hat in 8 Zimmern 10 Betten zur Verfügung, 8 für Erwachsene und 2 für Kinder. Im Jahre 1874 sind in derselben 109 Augenkranke behandelt worden. Dieselben litten an

Erkrankungen	der	Thränenorgane	8
„	„	Bindehaut	2
„	„	Hornhaut	17
„	„	Iris	6
„	„	Chorioidea	9
„	„	Retina u. der Sehnerven	24
			66

Operationen wurden vollführt ausserdem wegen

Erkrankungen	der	Augenlider	6
„	„	Bindehaut	1
„	„	Augenmuskeln (Schieloperation)	23
„		des Augapfels (Exstirpatio Bulbi)	5
„		der Iris (Iridectomie)	17
„		des Linsensystems (Staaroperationen)	6

Bei 17 Kranken auf beiden Augen, bei 25 auf einem Auge.

42

Im Ganzen Kranke . . . 108

von welchen 93 genesen und 16 gebessert sind.

Für den Gesundheitsrath:

Dr. **Lorent.**

Anhang.

I. Die Grundwasser-Beobachtungen.

Der Stand des Grundwassers war im ganzen Verlaufe des Jahres 1874 ein niedriger. Die grösste Höhe des Grundwassers von 46 Bremer Zoll über Null wurde in 2 Pegeln im 9. Bezirk (Westerstrasse) und im 11. Bezirk (vor dem Steinthor) beobachtet, während die Pegel im 4. und 7. Bezirk nur 29,50 Zoll und 29 Zoll, der Pegel im 10. Bezirk 11,25 Zoll und der Pegel im 13. Bezirk nur 8,50 Zoll als Maximum hatten. Die Zeit des höchsten Standes des Grundwassers wurde im Frühjahr beobachtet, bei 4 Pegeln im April:

im 9. Bezirk vom 12. bis 27. April,
„ 10. „ „ 20. April bis 1. Mai,
„ 11. „ „ 9. „ „ 20. April,
„ 13. „ „ 17. „ „ 23. „

und bei 2 Pegeln im Januar, Februar und März,

im 7. Bezirk vom 28. Februar bis 12. März,
„ 4. „ „ 15. bis 27. Januar und 4. Februar.

Das Steigen des Grundwassers war bedingt zum Theil durch den höheren Stand der Weser, zum Theil durch Regenfall.

Der tiefere Stand des Grundwassers kam in der zweiten Jahreshälfte und im Spätjahre vor, vorwiegend im December. Der tiefste Stand war im 7. Bezirk 44 Zoll unter Null vom 30. Juli bis 19. August; hier wirkte neben der Weser der niedrige Stand des nahen Stadtgrabens ein. Die übrigen Pegel hatten den niedrigsten Stand;

im 9. Bezirk 15 Zoll unter Null vom 14. bis 20. Juli,
„ 10. „ 23 „ „ „ „ 11. November bis 4. December,
„ 11. „ 0,50 „ „ „ „ 24. „ „ 14. „
„ 13. „ 37 „ „ „ am 1. August,
„ 4. „ 24 „ „ „ vom 13. bis 31. December.

Die Schwankungen des Grundwasserstandes, deren ätiologische Bedeutung für die Gesundheit der Bevölkerung von der Forschung noch nicht vollständig ergründet ist, sind in den 4 letzten Jahren sehr verschieden, aber im Jahre 1874 wesentlich geringer gewesen. Die nachfolgende Tabelle kann die vorgekommenen Differenzen der verschiedenen Pegel veranschaulichen:

		höchster Stand	niedrigster Stand	Differenz
		Zoll	Zoll	Zoll
im 4. Bezirk	1871	63	46	17
	1872	50	31	19
	1873	37,50	29	-8,50
	1874	29,50	24	-5,50
im 7. Bezirk	1871	55	27	28
	1872	60	30	30
	1873	44	5	39
	1874	29	-44	73
im 9. Bezirk	1871	97	-29	126
	1872	74	-29	103
	1873	75	23	52
	1874	46	-15	61
im 10. Bezirk	1871	67	1,25	65,75
	1872	27	-14,75	41,75
	1873	34,75	-8,50	43,25
	1874	11,25	-23,50	34,75
im 11. Bezirk	1871	87	19	68
	1872	61	9	52
	1873	61	7,50	53,50
	1874	46	-0,50	46,50
im . Bezirk	1871	14	-7,25	21,25
	1872	5	-16	21
	1873	3,50	-16	19,50
	1874	8,50	-37	45,50

Anmerk.: Für den eingegangenen Pegel im 12. Bezirk ist ein neuer Pegel angelegt. Desgleichen im 3. und 6. Bezirk.

Dr. Lorent.

II. Die Beobachtungen der meteorologischen Station.

Die Einrichtungen der metereologischen Station auf dem Krankenhause sind im Jahre 1874 vervollständigt worden, so dass die Beobachtungen seit Februar 1874 im Anschluss an die metereologische Station in Berlin angestellt worden sind.

Das Ergebniss der Beobachtungen war das folgende:

	December 1873	Januar	Februar	März	April	Mai	Juni	Juli	August	September	October	November	December	Im Jahre
Höchster, niedrigster und mittler Stand des Barometers in Bremen i. J. 1874 (Pariser Linie).														
Höchster Stand	344,00	342,30	344,10	343,77	341,94	339,53	341,68	339,88	341,48	340,99	340,81	342,65	340,83	343,77
am	3	22	10	3	28	19	4	18	20	14	31	8	28	
Zeit und Wind	NSW	SW	NW	SSO	ONO	NO	W	NNW	N	WNW	ONO	W	NNO	
Niedrigster	326,00	331,85	331,37	331,28	330,47	331,98	333,47	334,05	331,19	329,26	329,37	327,33	322,15	322,15
am	31	17	17	9	12	8	27	29	6	12	3	29	9	
Zeit und Wind	NSW	S	S	WSW	NO	SSW	SSW	S	SW	WSW	SSW	SSW	S	
Mittler	338,62	336,62	337,95	338,07	335,85	336,30	337,85	337,09	336,38	336,61	336,41	336,19	334,02	336,34
Höchster, niedrigster und mittler Stand des Thermometers in Bremen i. J. 1874 (Grade Reaumur).														
Höchster Stand	8,89	10,67	9,00	11,40	19,3	19,60	23,80	25,6	20,30	21,00	20,80	10,10	7,50	25,6
am	16		15	26	22	31	2	10	8	2	1	5	6	
Zeit und Wind	NSW		S	NNW	W	SW	S	NO	SSW	SW	SSO	SW	SSW	
Niedrigster	— 4	— 0,89	— 8,8	— 7,0	— 1,3	— 0,5	1,80	4,09	6,30	4,80	1,0	— 7,70	— 12,0	— 12,0
am	30		12	13	29	16	22	7	29	20	9	26	29	
Zeit und Wind	NSO		O	O	ONO	NNO	NNW	N	SW	SW	WNW	NW	NNO	
Mittler	4,04	4,57	2,02	3,47	6,89	7,39	11,75	14,64	11,80	11,86	8,30	2,19	— 1,10	8,95
Die Menge der Niederschläge 1874 (Regen u. Schneewasser) Par. L.	7,60	11,40	9,05	29,30	6,34	12,66	39,19	14,36	24,55	29,77	15,75	18,31	27,07	237,75
Durchschnl. in 40 Jahren	—	24,0	20,9	22,3	17,8	24,8	32,0	36,4	31,9	24,2	26,2	24,2	28,0	313,1
Grösste Menge in 40 J.														436,0
Kleinste " " " "														175,0
Luftströmungen 1874.														
Von Nord bis Südost Tage	—	2/3	14 1/3	5 1/3	12 1/3	18 2/3	10	9 2/3	4 2/3	3	5 2/3	11	13 1/3	
" Süd bis Nordwest "	—	30 1/3	13 2/3	25 2/3	17 2/3	12 1/3	20	21 1/3	26 1/3	27	25 1/3	19	17 2/3	

oder im Jahre: Nord 16, Nordost 28, Ost 13, Südost 41 1/3, Süd 12 2/3, Südwest 130 1/3, West 56 1/3, Nordwest 67 1/3 Tage.

Die Witterung war:

		Winter	Frühling	Sommer	Herbst	im Jahre
heiter . .	Tage	2	9	6	3	20
vermischt .	„	50	59	70	59	238
trübe . .	„	38	24	16	29	107
trockene Luft	„	38	51	44	43	176
feuchte „	„	52	41	48	48	189
Frost . .	„	14	6	—	3	23
Schnee . .	„	4	6	—	3	13
Hagel . .	„	2	4	—	—	6
Regen . .	„	34	28	41	35	138
Nebel . .	„	19	9	—	10	38

In 40 Jahren war die grösste Zahl der Regentage 190, die kleinste 114.

III. Die geognostischen Untersuchungen der Sanitätsbehörde.

Die wichtigen Beziehungen der Bodenbeschaffenheit zu dem Gesundheitszustande der Bevölkerung liessen es wünschenswerth erscheinen, sich eine genauere Kenntniss von dem geologischen Bau des Untergrundes der Stadt Bremen und ihren näheren Umgebungen zu verschaffen. Der Unterzeichnete, der mit diesen Untersuchungen beauftragt wurde, fand von Vorarbeiten nichts als seine eigenen bisherigen Beobachtungen vor. Es galt zunächst einen Ueberblick über die Verhältnisse zu gewinnen und war es dafür unerlässlich, auch auf die weitere Umgegend einen Blick zu werfen. Es ergiebt sich aus den bis jetzt vorliegenden Untersuchungen im Wesentlichen Folgendes:

Das höhere Land in der Umgegend von Bremen, die sogenannte hohe Geest, wird oberflächlich aus den geschiebeführenden Diluvialschichten gebildet, deren Mächtigkeit eine mässige zu sein pflegt, so dass an vielen Stellen die älteren geschiebefreien Ablagerungen zu Tage treten, die der Tertiärformation oder, wenn man will, zum Theil dem Altdiluvium angehören. Im Bremischen Gebiete findet sich nur zu Vegesack dieser Diluvialboden. Das übrige Bremische Gebiet wird mit jüngeren Ablagerungen bedeckt, welche die Thäler und Niederungen des Geestkörpers bis zu einem gewissen Grade ausfüllen. Auch hier lässt sich indess eine ältere und eine jüngere Terrasse unterscheiden; die ältere besteht in hiesiger Gegend meistens aus wenig fruchtbaren Sanden mit leicht welliger Oberfläche; sie findet sich vorzüglich in den Kirchspielen Oberneuland, Borgfeld und Huchting, also an beiden Weserufern, entwickelt. Der Sandboden dieses Altalluviums senkt sich an anderen Stellen in die Tiefe und wird dann mit jüngeren Ablagerungen bedeckt, und zwar zunächst mit solchen, die sich in Lagunen und Sümpfen gebildet haben müssen, nämlich Moor und zähem blauen Thon. Diese Ablagerungen, die man Mittelalluvium nennen könnte, treten vorzüglich im Blocklande an die Oberfläche, in den meisten Gegenden des Niedervielandes und Werderlandes sind sie nur mit einer schwachen Decke des Jungalluviums überdeckt. Dieses letzte besteht aus solchen Bildungen, wie sie noch heutzutage in unserer Gegend entstehen, nämlich dem Lehm und Flusssande. Dahin muss indess auch der Dünensand gerechnet werden, welcher die Dünenkette bildet, auf der die Altstadt Bremen liegt. Dieser Dünensand liegt über dem Mittelalluvium. — Die Weserabsätze, namentlich der bekannte bräunlichgelbe Lehm, welcher noch fortwährend entsteht, sind im Allgemeinen scharf abgegrenzt gegen den darunter liegenden blauschwarzen Thon.

Eine Karte, welche diese Verhältnisse und die räumliche Verbreitung der verschiedenen Bodenarten auf der Oberfläche zur Anschauung brachte, erhielt auf der Internationalen landwirthschaftlichen Ausstellung eine ehrende Anerkennung.

Für die Stadt Bremen gestalten sich die Bodenverhältnisse in ihren Grundzügen folgendermaassen. Die Altstadt ruht auf dem Dünensande, unter welchem bald der Thon des Mittelalluviums, bald aber auch Flusskies sich findet. Darunter altalluviale Sande. In der Vorstadt ist der Dünensand weniger mächtig und fehlt an vielen Orten ganz, so dass Flusssand und Flusslehm den Thon- und Moorboden des Mittelalluviums verdecken. In der Neustadt und am Buntenthorssteinwege liegt überall der Flusslehm auf dem blauen Thon, und dieser, manchmal durch eine Raseneisensteinlage getrennt, auf dem altalluvialen Sande. Im Einzelnen gestalten sich diese Verhältnisse indess, ganz abgesehen von künstlichen Ausgrabungen und Aufschüttungen, etwas verwickelter wegen der vielen kleinen Stromrinnsale, welche zu verschiedenen Zeiten den Boden durchfurcht haben.

Ueber die wissenschaftlichen Seiten der Bodenuntersuchung sind in den Abhandlungen des Naturwissenschaftlichen Vereins zu Bremen Band IV. Seite 297 bis 336 ausführlichere Mittheilungen veröffentlicht worden. Es erscheint als nützlich, durch solche Publicationen zu Ergänzungen und Berichtigungen anzuregen, welche einer genaueren und vollständigeren Kenntniss der Verhältnisse zu Gute kommen müssen.

(gez.) Dr. **W. O. Focke.**

Druck von H M. Hauschild in Bremen.

Uebersicht der Sterbefälle

in den einzelnen Theilen des Staats, nach den

(Zur Veranschaulichung des Vorkommens

In Bremen:		Bevölkerung am 1. December (etwa):	Gestorbene überhpt.	Masern (Morbilli)	Scharlach (Scarlatina)	Pocken (Variola)	Diphtheritis	Kindbettfieber	Typhus abdominalis	Säuferwahnsinn	…krankheiten.
Altstadt, gewöhnl. Strassen	1872	18,640	436	17	28	2	9	6	8	—	3
	1873	18,645	376	—	—	3	3	6	2	2	6
	1874	18,425	397	12	8	1	2	3	3	2	4
Gänge und dgl. Strassen	1872	4,450	158	11	6	1	5	3	5	1	3
	1873	4,452	143	—	3	—	1	—	1	2	2
	1874	4,455	159	9	2	—	1	2	1	1	2
Neustadt, gewöhnl. Strassen	1872	10,725	298	13	9	—	4	3	15	1	11
	1873	10,745	259	–	6	—	—	2	4	2	6
	1874	10,760	277	11	10	—	5	2	2	3	4
Gänge und dgl. Strassen	1872	1,615	54	5	1	—	1	2	1	—	–
	1873	1,620	34	—	1	—	—	—	—	—	—
	1874	1,630	47	3	2	—	1	—	—	1	—
Vorstadt, östliche, Bez. 10 u. 11, innerhalb d. Steinthors.....	1872	13,400	268	7	16	3	3	2	5	—	6
	1873	13,520	243	—	6	—	3	6	2	2	4
	1874	13,650	272	10	3	—	2	4	1	1	4
östliche, Bez. 10 u. 11, ausserhalb d Steinthors.....	1872	12,725	349	17	11	8	4	4	4	1	9
	1873	13,835	336	—	5	—	2	3	6	3	7
	1874	15,175	358	14	3	—	5	4	2	2	7
mittlere, Bez. 12.	1872	6,650	121	2	4	1	3	2	4	—	2
	1873	6,700	110	—	2	—	1	—	2	1	1
	1874	6,750	102	2	1	—	3	—	2	—	—
westliche, Bez. 13a	1872	4,453	97	3	3	—	1	4	1	—	1
	1873	4,673	100	—	—	—	3	2	1	—	3
	1874	4,913	112	2	5	—	—	1	1	2	2
„ Bez. 13b.	1872	2,200	59	2	1	4	—	—	1	1	—
	1873	2,240	55	—	3	—	—	—	1	—	2
	1874	2,280	39	2	2	—	1	1	1	—	—
„ Bez. 13c.	1872	8,701	257	17	12	3	7	6	6	1	3
	1873	9,793	246	1	12	—	5	2	5	—	4
	1874	11,027	280	19	4	—	6	1	2	3	5

den Jahren 1872 bis 1874

tsächlicheren Todesursachen, ohne Altersangaben.

odesursachen in den einzelnen Staatstheilen.)

Zahl der Gestorbenen an:

Lebensschwäche, Bildungsfehler	Atrophie, Scropheln u. dgl.	Altersschwäche, Erschöpfung	and. Störungen der Entwicklg. u. Ernährg.	Krklt. d. Haut etc., des Gefässsystems, d. Harn- u. Geschlechtsorgane	Gehirn- und Hirnhautentzündung	Schlaganfall (Apoplexie)	Krämpfe (Eclampsie)	and. Krankheiten d. Nervensystems etc.	Bronchitis, Lungenerweiterung	Lungenentzündung	Lungenschwindsucht	and. Krankheiten d. Athmungsorgane	Durchfall, Brechdurchfall	and Krankheiten d. Verdauungsapparate	unbekannten Ursachen
13	14	33	15	26	26	15	15	9	19	24	85	20	11	15	4
13	3	37	13	25	16	20	20	7	20	36	80	19	10	16	4
15	13	29	14	29	27	21	25	8	19	28	68	23	12	18	4
2	4	9	3	10	11	6	10	6	2	9	25	5	7	4	3
4	5	13	9	6	14	4	11	—	5	8	33	6	7	2	2
4	2	7	6	9	10	7	9	2	8	10	38	8	4	7	4
9	15	15	11	10	19	6	16	7	13	15	55	19	16	8	1
15	13	18	14	9	13	13	15	5	10	14	55	13	12	12	2
10	21	14	9	14	20	9	18	6	15	16	47	15	10	9	1
1	2	3	—	3	4	5	5	—	—	2	8	3	4	—	2
4	—	6	—	2	—	—	5	1	1	1	8	2	2	1	—
—	5	3	1	2	1	2	2	1	2	5	7	2	3	1	—
5	8	15	11	17	19	11	15	5	6	14	55	13	17	11	—
6	5	15	14	19	11	19	15	3	5	18	51	9	8	14	1
11	10	19	8	21	14	12	18	3	9	23	42	17	18	12	1
14	15	11	8	22	27	10	29	6	14	12	64	16	23	9	5
9	21	14	8	14	29	15	29	3	15	24	69	11	25	9	5
27	13	13	13	16	21	14	23	4	13	23	66	20	32	17	—
4	3	6	3	13	9	6	2	3	2	11	19	4	7	9	—
2	4	6	7	9	6	12	4	2	4	9	20	7	3	4	—
3	3	12	3	5	7	7	5	7	3	9	17	3	—	3	—
4	3	5	4	3	5	2	4	1	6	7	16	9	5	5	2
2	4	4	6	10	7	5	4	2	2	7	22	9	1	3	2
3	3	8	3	7	10	4	9	—	2	5	24	9	4	4	—
2	3	2	1	5	2	5	—	4	2	7	10	—	2	3	—
1	—	3	1	3	3	2	6	1	3	6	15	2	2	1	—
—	1	3	1	3	2	5	3	—	1	2	4	2	1	3	—
9	7	5	6	12	17	8	27	4	9	19	42	14	16	1	3
13	15	10	7	9	21	12	28	1	9	19	36	6	19	5	2
15	26	9	6	15	17	10	20	3	12	18	43	11	18	7	1

Bez. 13d.	1872	1,763	69	4	6	—	—	2	1	1	2
	1873	1,923	57	—	1	—	1	1	2	2	1
	1874	2,103	52	3	—	—	1	1	—	—	—
Gebiet am rechten Weserufer.											
Walle	1872	1,670	53	5	2	—	—	—	—	1	1
	1873	1,750	84	1	1	—	2	—	—	1	3
	1874	1,850	58	1	3	—					
Gröpelingen, Oslebshausen	1872	1,252	44	11	2	—	—	—	1	—	—
	1873	1,260	32	—	3	—	1	—	2	1	—
	1874	1,270	42	—	—	—	—	—	—	—	—
Grambke, Grambkermoor, Burg	1872	844	19	1	1	—	—	1	—	—	—
	1873	850	16	—	—	—	—	—	2	—	—
	1874	855	14	—	—	—	—	—	—	—	—
Mittels- und Niederbüren, Dungen, Lesumbrok	1872	554	23	4	—	—	—	—	—	—	—
	1873	560	13	—	—	—	—	—	—	—	—
	1874	565	12	—	—	—	—	—	—	—	—
Blockland	1872	515	10	—	—	—	—	—	—	—	—
	1873	520	13	—	—	—	—	—	—	—	—
	1874	525	8	—	—	—	—	—	—	—	—
Horn und Lehe	1872	735	27	—	5	—	—	—	—	—	—
	1873	750	16	—	—	—	—	—	—	1	1
	1874	755	22	—	—	—	—	—	—	—	—
Borgfeld mit Warf, Butendiek etc., Kattrepel	1872	810	12	—	1	—	—	—	1	—	—
	1873	820	10	—	—	—	—	—	—	—	—
	1874	825	14	1	—	—	—	—	—	—	—
Oberneuland und Rockwinkel	1872	1,835	46	—	10	—	—	—	—	—	1
	1873	1,850	50	—	—	—	—	—	—	—	—
	1874	1,860	51	8	2	—	—	—	—	1	2

1	2	—	3	3	1	1	2	—	—	2	13	3	7	5	4
3	—	—	1	3	7	1	5	—	3	2	13	1	3	2	—
2	2	2	1	4	3	1	8	1	3	3	8	3	4	2	—
2	2	5	1	—	1	1	8	3	5	3	5	4	1	—	1
6	3	5	3	3	—	—	9	5	1	8	19	4	1	7	—
2	6	1	2	3	2	—	12	1	10	4	3	2	1	2	2
1	6	1	—	1	—	—	5	2	5	1	4	2	—	—	—
–	2	2	3	1	1	—	4	3	1	—	4	3	—	—	—
1	2	1	—	3	1	—	8	—	7	3	8	4	—	3	—
–	1	8	1	—	—	—	2	—	2	1	1	—	—	—	—
–	1	2	2	1	—	1	—	—	4	—	1	—	—	—	1
1	—	—	1	—	—	1	1	1	—	1	4	3	—	1	—
–	—	3	1	—	1	—	2	—	5	—	1	5	—	—	—
2	—	2	1	—	—	—	1	—	2	1	1	1	1	—	—
–	—	3	1	—	1	—	1	—	1	—	2	1	—	—	—
–	1	4	1	—	—	—	—	—	2	—	—	—	1	1	—
–	—	1	—	—	—	—	2	—	2	—	4	1	2	1	—
.	—	—	—	—	—	—	1	—	1	1	—	2	1	—	—
–	1	2	—	—	—	1	4	1	1	2	6	2	—	—	—
–	—	—	1	1	1	1	3	1	—	1	2	1	1	1	—
1	2	5	—	1	—	—	2	2	2	—	5	—	—	1	—
–	1	1	—	1	—	1	—	—	1	1	2	1	—	1	—
1	—	1	-	—	—	—	2	—	1	2	1	1	—	1	—
–	1	2	—	—	1	—	2	1	1	1	2	—	—	1	—
–	—	3	—	4	4	2	5	5	5	2	3	1	—	1	—
6	2	4	8	1	6	5	4	2	5	1	6	—	—	—	—
–	3	8	1	1	2	4	5	—	4	1	6	1	—	—	1

Uebersicht der Sterbefälle

in den einzelnen Theilen des Staats, nach den haupt

(Zur Veranschaulichung des Vorkommens d

Im **Gebiet am rechten Weserufer.** (Schluss.)		Bevölkerung am 1. December (etwa):	Gestorbene überhaupt	Masern (Morbilli)	Scharlach (Scarlatina)	Pocken (Variola)	Diphtheritis	Kindbettfieber	Typhus abdominalis	Säuferwahnsinn	… krankheiten
Osterholz, Tenöver etc. und Ellen...	1872	1360	55	2	12	—	—	1	2	—	—
	1873	1370	40	—	—	—	—	1	1	—	—
	1874	1380	31	—	—	—	—	—	—	—	—
Sebaldsbrück......	1872	536	17	—	—	—	—	—	—	—	—
	1873	550	22	—	—	—	3	—	—	—	—
	1874	560	18	—	—	—	1	—	—	—	—
Vahr	1872	606	23	—	1	—	1	—	—	—	—
	1873	610	18	—	2	—	—	—	1	—	—
	1874	615	16	—	—	—	—	—	—	—	—
Hastedt	1872	3478	142	10	10	—	—	1	—	—	1
	1873	3627	107	—	—	—	6	—	—	—	—
	1874	3887	100	2	—	—	—	2	4	1	—
Schwachhausen....	1872	580	15	—	2	—	—	—	—	—	—
	1873	590	21	—	—	—	—	—	—	—	—
	1874	600	14	—	—	—	—	—	—	—	—
Gebiet am linken Weserufer:											
Habenhausen und Arsten	1872	1735	43	1	—	1	4	—	2	—	1
	1873	1750	32	—	—	—	—	—	1	—	—
	1874	1760	41	—	—	—	—	—	—	—	—
Neueland mit dem Buntenthorssteinweg	1872	5162	155	20	—	1	—	1	6	1	3
	1873	5426	190	—	4	—	2	—	8	—	—
	1874	5690	302	17	41	1	7	1	2	2	2
Kirch-, Brok- und Mittelshuchting mit Grolland und Varlgraben......	1872	775	18	—	—	—	—	—	1	—	—
	1873	780	19	—	—	—	—	—	1	—	—
	1874	785	20	—	1	—	—	—	1	—	—

den Jahren 1872 bis 1874

cheren Todesursachen, ohne Altersangaben (Schluss.)

odesursachen in den einzelnen Staatstheilen.)

Zahl der Gestorbenen an:

Lebensschwäche, Bildungsfehler	Atrophie, Scropheln u. dgl.	Altersschwäche, Erschöpfung	and. Störungen d. Entwicklung u. Ernährung	Krkht. d. Haut etc., d. Gefässsystems, d. Harn- u. Geschlechtsorgane	Gehirn- und Hirnhautentzündung	Schlaganfall (Apoplexie)	Krämpfe (Eclampsie)	and. Krankheiten d. Nervensystems etc.	Bronchitis, Lungenerweiterung	Lungenentzündung	Lungenschwindsucht	and. Krankheiten d. Athmungsorgane	Durchfall, Brechdurchfall	and. Krankheiten d. Verdauungsapparate	unbekannten Ursachen
—	—	3	—	1	2	5	5	5	3	2	7	—	1	1	2
—	—	7	1	3	1	2	1	3	4	7	3	1	1	1	—
1	1	4	2	2	4	2	6	2	2	1	3	1	—	—	—
—	—	2	—	—	—	—	6	1	—	—	5	1	1	1	—
1	1	2	—	—	—	—	6	—	—	—	3	3	1	—	—
1	4	1	2	—	—	1	2	—	2	—	3	1	—	—	—
2	1	1	—	—	—	1	2	3	1	1	5	—	1	—	3
—	1	4	—	—	—	1	3	—	—	2	3	—	1	—	—
—	2	1	—	—	—	1	6	1	2	1	1	—	—	1	—
2	12	3	4	1	2	1	40	3	12	6	20	2	2	4	1
—	6	4	5	1	3	—	32	2	5	5	21	3	7	1	1
2	13	5	1	1	2	3	23	—	7	3	11	3	8	5	—
1	—	—	—	—	1	1	2	1	—	3	1	1	2	—	—
1	1	1	—	—	—	2	5	1	2	2	3	—	2	—	—
—	1	1	—	—	1	—	7	—	2	—	1	—	—	1	—
2	2	—	3	1	—	—	—	1	10	2	9	2	—	2	—
1	1	4	1	1	—	3	3	1	5	2	7	1	—	—	—
1	3	2	2	—	—	2	8	1	5	3	12	1	—	—	—
1	7	4	3	5	13	4	11	3	7	5	29	7	10	8	1
2	21	3	8	4	11	4	14	2	15	9	35	6	27	9	1
14	23	10	4	7	12	9	21	1	18	6	37	22	28	7	3
—	—	—	—	1	1	3	—	—	2	3	4	1	1	—	—
—	1	4	—	1	—	1	3	—	2	—	5	—	—	1	—
—	—	3	—	—	—	3	3	—	1	1	3	2	—	1	—

Woltmershausen ..	1872	1750	63	2	—	—	1	1	—	—	
	1873	1840	58	—	5	—	—	—	1	1	—
	1874	1928	51	—	1	—	—	—	1	—	—
übriges Niedervieland............	1872	1830	42	—	—	—	—	—	4	—	
	1873	1850	35	—	—	—	—	1	—	—	
	1874	1860	28	—	1	—	—	—	1	—	—
oder:											
Bremen, Altstadt ..	1872	23090	594	28	34	3	14	9	13	1	
	1873	23097	519	—	3	3	4	6	3	4	[illegible]
	1874	22880	556	21	10	1	3	5	4	3	[illegible]
Neustadt........	1872	12340	352	18	10	—	5	5	16	1	1
	1873	12365	293	—	7	—	—	2	4	2	[illegible]
	1874	12390	324	14	12	—	6	2	2	4	[illegible]
Vorstadt........	1872	49892	1220	52	53	19	18	20	22	4	[illegible]
	1873	52684	1147	1	29	—	15	14	19	8	[illegible]
	1874	55898	1215	52	18	—	18	12	9	8	[illegible]
zusammen	1872	85322	2166	98	97	22	37	34	51	6	[illegible]
	1873	88146	1959	1	39	3	19	22	26	14	[illegible]
	1874	91168	2095	87	40	1	27	19	15	15	[illegible]
Gebiet am rechten Weserufer	1872	14775	486	33	46	—	1	3	4	1	[illegible]
	1873	15107	442	1	6	—	12	1	6	3	[illegible]
	1874	15547	400	12	5	—	1	2	4	2	[illegible]
Gebiet am linken Weserufer	1872	11252	321	23	—	2	5	2	13	1	[illegible]
	1873	11646	334	—	9	—	2	1	11	1	[illegible]
	1874	12023	442	17	44	1	7	1	5	2	[illegible]
Vegesack	1872	3824	84	1	1	1	4	—	1	1	[illegible]
	1873	3843	58	—	—	—	—	—	2	—	[illegible]
	1874	3845	70	—	1	—	2	1	2	2	—
Bremerhaven	1872	11405	232	1	2	19	1	—	18	1	[illegible]
	1873	12129	236	—	4	—	1	—	10	2	[illegible]
	1874	12906	203	—	9	—	3	2	5	4	[illegible]
Im Staat	1872	126578	3289	156	146	44	48	39	87	10	56
	1873	130871	3029	2	58	3	34	24	55	20	47
	1874	135489	3210	116	99	2	40	25	31	25	36

1	7	2	4	1	3	—	10	4	8	4	7	1	—	3	—
1	2	7	1	1	1	2	11	7	8	3	5	1	1	—	—
—	2	2	2	3	1	2	6	5	7	6	5	2	3	1	—
2	1	2	3	1	2	—	3	—	7	4	7	3	—	1	—
2	2	6	—	—	—	3	5	2	2	5	1	2	2	—	—
—	1	4	2	2	—	—	1	—	2	1	7	4	—	1	—
15	18	42	18	36	37	21	25	15	21	33	110	25	18	19	7
17	8	50	22	31	30	24	31	7	25	44	113	25	17	18	6
19	15	36	20	38	37	28	34	10	27	38	106	31	16	25	8
10	17	18	11	13	23	11	21	7	13	17	63	22	20	8	3
19	13	24	14	11	13	13	20	6	11	15	63	15	14	13	2
10	26	17	10	16	21	11	20	7	17	21	54	17	13	10	1
39	41	44	36	75	80	43	79	23	39	72	219	59	77	43	14
36	49	52	44	67	84	66	91	12	41	85	226	45	61	38	10
61	58	66	35	71	74	53	86	18	43	83	204	65	77	48	2
64	76	104	65	124	140	75	125	45	73	122	392	106	115	70	24
72	70	126	80	109	127	103	142	25	77	144	402	85	92	69	18
90	99	119	65	125	132	92	140	35	87	142	364	113	106	83	11
8	25	36	8	8	11	13	81	24	42	22	60	19	9	9	7
17	17	35	24	11	12	12	72	17	27	29	71	18	17	12	2
9	35	32	10	11	14	12	76	8	41	16	49	18	10	15	3
6	17	8	13	9	19	7	24	8	34	18	56	14	11	14	1
6	27	24	10	7	12	13	36	12	32	19	53	10	30	10	1
15	29	21	10	12	13	16	39	7	33	17	64	31	31	10	3
2	5	11	3	—	8	5	8	1	5	4	9	7	3	3	—
2	4	9	2	—	7	5	2	1	3	2	10	1	1	5	—
7	2	8	9	6	2	2	2	1	4	2	12	2	—	1	—
9	8	9	6	14	8	15	25	6	10	8	27	18	9	5	1
10	20	11	8	15	17	15	17	2	21	7	33	7	18	1	3
12	13	8	3	14	14	21	15	4	10	10	32	2	6	5	2
89	131	168	95	155	186	115	263	84	164	174	544	164	147	101	33
107	138	205	124	142	175	148	269	57	160	201	569	121	158	97	24
133	178	188	97	168	175	143	272	55	175	187	521	166	153	114	19

Der Stand de

in der Stadt Bremen in den Jahren 1873 und 1874 nach der

und mit

Im Monat		Im 3. Bezirk; Papenstrasse No. 5. (Lloyd) Bremer Zoll 1874	Im 4. Bezirk; reformirt. Waisenhause. Bremer Zoll 1873	Im 4. Bezirk; reformirt. Waisenhause. Bremer Zoll 1874	Im 6. Bezirk; auf Stephanikirchhof (Gemeindehaus). Bremer Zoll 1874
Januar ...	höchster ..		36	29,50	
	niedrigster		33,50	29	
	mittler....	Mit den	35,02	29,13	Die
Februar ..	höchster ..		36,50	29,50	
	niedrigster		36	28,50	
	mittler....	Beobachtungen	36,45	29,18	Beobachtungen
März	höchster ..		37	29	
	niedrigster	ist erst am	36,50	28	sind erst am
	mittler....		36,81	28,59	
April.....	höchster ..	1. Juni	37	28,50	23. Juni
	niedrigster		36	28	
	mittler....	begonnen.	36,72	28,07	begonnen.
Mai	höchster ..		37,50	29	
	niedrigster		36	28,50	
	mittler....		36,81	28,79	
Juni......	höchster ..	14	37	29	54
	niedrigster	14	35	28	50,50
	mittler....	14	36,07	28,22	51,25

rundwassers

bachtungen an verschiedenen Brunnen, höchster, niedrigster Stand.

	Bezirk; ntgeltliche sschule.	Im 9. Bezirk; Westerstrasse No. 57.		Im 10. Bezirk; Körnerstrasse No. 27a.		Im 11. Bezirk; vor dem Steinthor No. 40.		Im 13. Bezirk; Panzenberg No. 3a.	
	er Zoll	Bremer Zoll		Bremer Zoll		Bremer Zoll		Bremer Zoll	
	1874	1873	1874	1873	1874	1873	1874	1873	1874
	19	75	23	34,25	- 0,75	61	26	-15	1
	5	75	23	27,50	- 4	57	19	-16	- 4
	8,71	75	23	31,73	- 2,58	59,03	20,32	-15,24	- 1,26
	29	75	26	34,75	3,50	57	28	-15	3,50
	19	56	23	32,25	- 0,50	33	26	-16	1,50
	23,43	69,11	25,18	33,85	2	41,89	27,32	-15,45	2,39
	29	56	32	33,50	5,50	47	43	-10,50	5
	14	54	25	32	3,25	37	28	-16	1,50
	24,35	54,84	26,26	32,91	3,73	45,89	32,61	-14,06	2,76
	13	55	46	33,25	11,25	46,50	46	- 4	8,50
	7	54	33	27	5,75	17,50	30	-13,50	5
	8,23	54,87	43,63	30,46	9,58	32,02	43,03	- 8,43	6,87
	6	53	45	26,75	11,25	20,50	27	3,50	6
	4	53	42	23	9	17,50	23	- 1	- 2,50
	5,52	53	44,16	24,68	10,01	19,50	23,42	1,44	2,63
i	4	52	43	23	9	21	23	3	- 1,50
	-7	51	40	18	4,75	21	21	1,50	- 4
le	0,40	51,13	42,10	20,58	6,93	21	22,32	1,92	- 2,87

Juli	höchster ..	14	36,50	28	49,50
	niedrigster	13	35	27	45
	mittler....	13,77	35,74	27,45	47,56
August ...	höchster ..	13	35,50	27,50	45
	niedrigster	11	34	27	42
	mittler....	12,61	34,87	27,11	44
September.	höchster ..	11	34	27	42
	niedrigster	10	33	26	41
	mittler....	10,57	33,68	26,83	41,43
October ...	höchster ..	10	33	26	41
	niedrigster	9	31,50	25	39
	mittler....	9,52	32,32	25,44	39,79
November.	höchster ..	9	31,50	25	39
	niedrigster	8	29	24,50	36
	mittler....	8,17	30,38	24,83	37,38
December.	höchster ..	8	29	24,50	36
	niedrigster	8	29	24	35
	mittler....	8	29	24,19	35,52
Im Jahre..	höchster ..	14	37,50	29,50	54
	niedrigster	8	29	24	35
	mittler....	10,95	34,49	27,32	42,42

Anm.: Von dem Brunnen im 7. Bezirk sind die Beobachtungen aus der Zeit vom 1.
Sämmtliche Angaben beziehen sich auf den Nullpunkt des Pegels an der gro

vem-	- 8	51	40	17,75	4,75	20,50	22	1,50	- 4
	-44	28	-15	12,25	- 2	19,50	9,50	- 1,75	- 6
war	-26,13	39,03	10,45	14,93	1,68	20,29	18,21	- 0,08	- 4,71
	-43	28	0	12	- 2,25	19	9,50	- 2	- 6
der	-44	27	- 3	4,50	- 9,25	12	9	- 4,50	-37
eob-	-43,71	27,58	- 2,74	8,20	- 5,77	13,23	9,06	- 3,48	- 8,81
	-37	27	- 3	4,25	- 9,50	12	13	- 4,50	-15
ch-	-43	26	- 4	- 1,75	-15,50	11	9	- 7,25	-35
ngs-	-40,40	26,37	- 3,53	1,19	-12,93	11,83	10,20	- 6,10	-18,08
	-21	26	4	- 2	15,75	11	13	- 7,50	-15
parat	-36	25	- 5	- 6,25	-20	10	0,50	-11,50	-18
cht in	-29,26	25,16	- 4,26	- 4,29	-18	10,65	4,45	- 9,19	-16,84
	-13	25	- 4	- 6,25	-20,25	10	0,50	- 9	-18,50
dnung	-21	24	- 4	- 8,50	-23	7,50	- 0,50	-11,50	-19
	-17,10	24,23	- 4	- 7,49	-21,63	9,15	0,15	-10,55	-18,87
5	- 5	23	- 4	- 4	-20	18,50	13	- 4	- 9
5	-13	23	- 4	- 8	-23,50	8	- 0,50	- 9	-19
5	- 8,13	23	- 4	- 5,80	-22,27	16,56	2,77	- 5,76	-14,81
44	29	75	46	34,75	11,25	61	46	3,50	8,50
5	-44	23	-15	- 8,50	-23,50	7,50	- 0,50	-16	-37
28,60	- 7,84	43,61	16,35	15,08	- 4,13	25,09	17,82	- 7,08	- 5,97

s 12. November 1873 hier nicht eingetragen worden, weil ihre Richtigkeit sehr zweifelhaft ist. —
'eserbrücke; — bedeutet unter Null.

Der Stand de

in der Stadt Bremen im Jahre 1874, nach d

graphisch dargestellt im Vergleich mit dem Wasserst

N° 11.

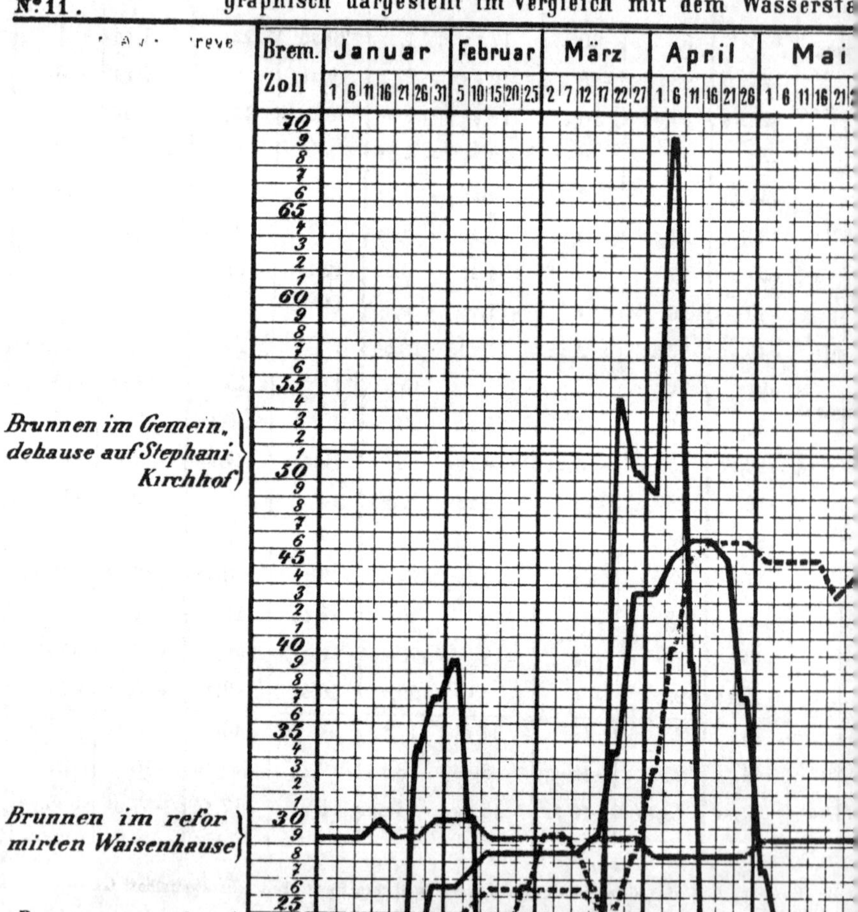

Grundwassers

Beobachtungen an verschiedenen Brunnen
der Weser in Bremen (Tabelle N° 4), der Regenmenge u. A.

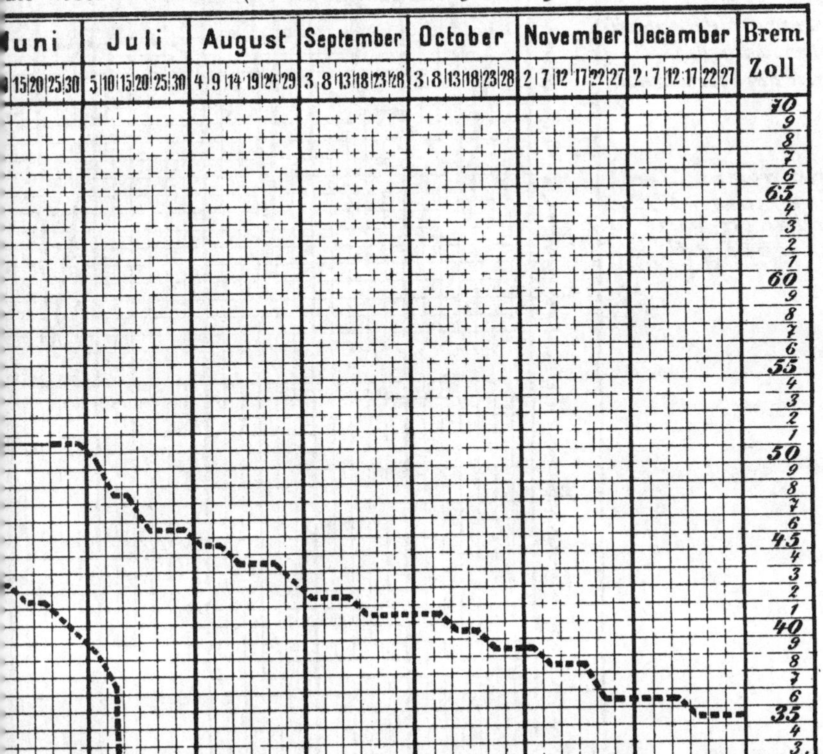

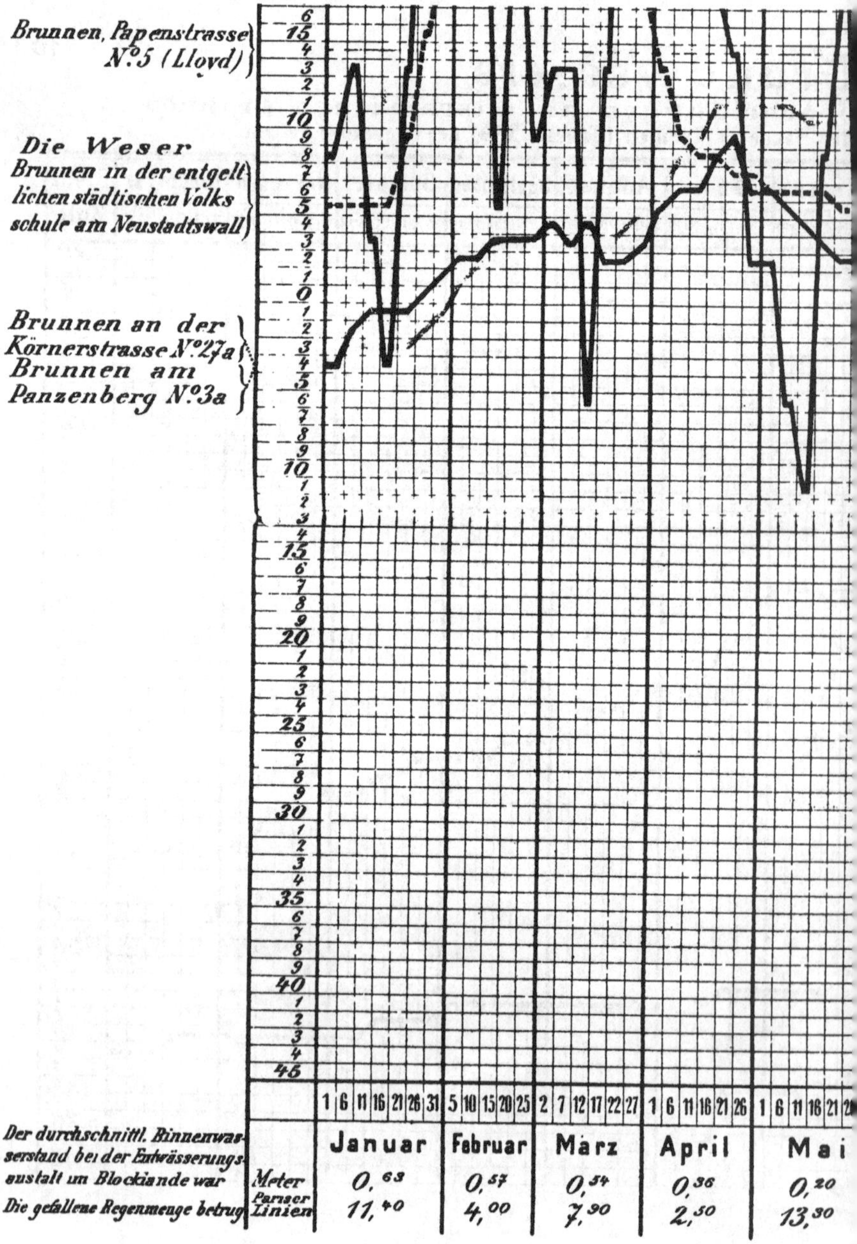

Brunnen, Papenstrasse N°5 (Lloyd)
Die Weser
Brunnen in der entgeltlichen städtischen Volksschule am Neustadtswall
Brunnen an der Körnerstrasse N°27a
Brunnen am Panzenberg N°3a
Januar
Februar
März
April
Mai
Der durchschnittl. Binnenwasserstand bei der Entwässerungsanstalt im Blocklande war
Meter
0,63
0,57
0,54
0,36
0,20
Die gefallene Regenmenge betrug
Pariser Linien
11,40
4,00
7,90
2,50
13,30

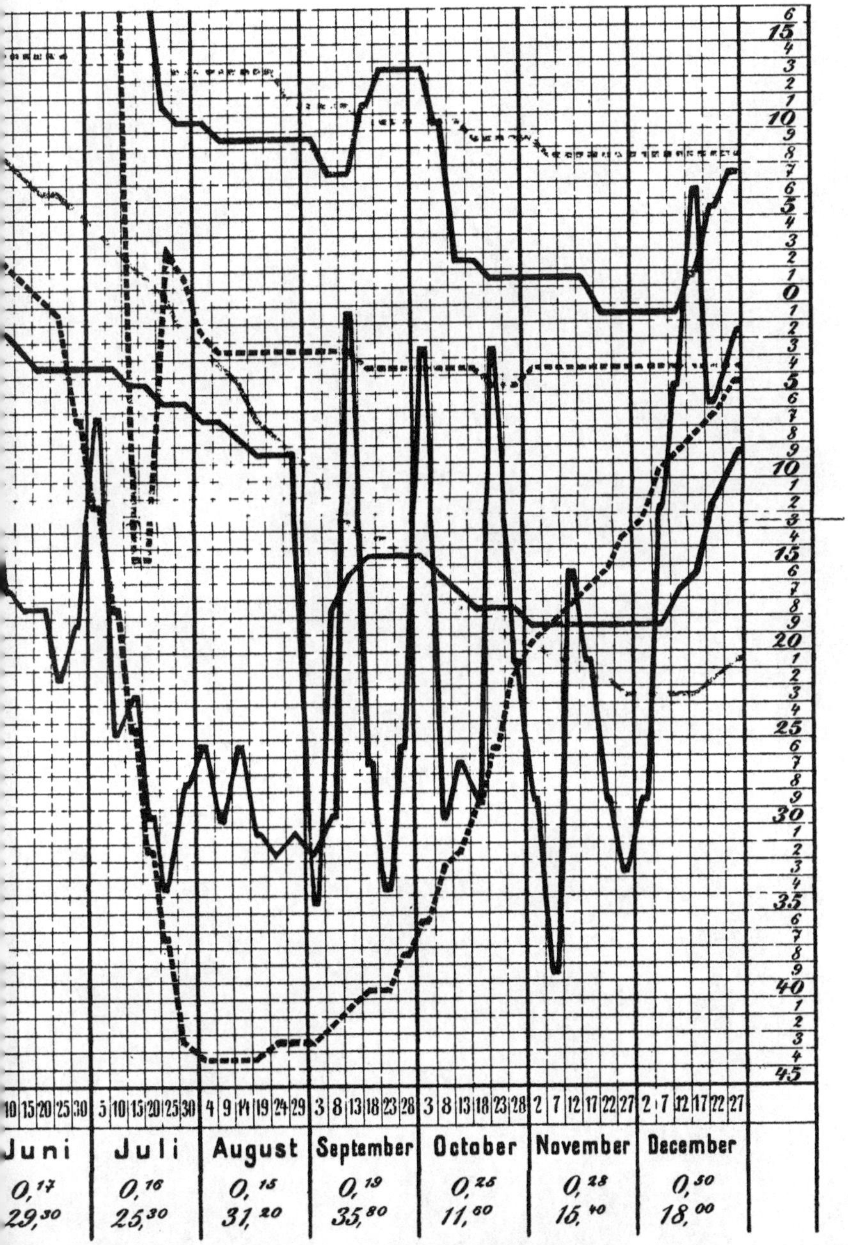

Juni
0,17
29,30
Juli
0,16
25,30
August
0,15
31,20
September
0,19
35,80
October
0,25
11,60
November
0,28
15,40
December
0,50
18,00

BREMEN.

Druck von H. M. Hauschild.

FSC
www.fsc.org
MIX
Papier | Fördert
gute Waldnutzung
FSC® C083411

Kolibri 360 GmbH
Ferdinand-Jühlke-Straße 7
99095 Erfurt, Deutschland
produktsicherheit@kolibri360.de